点穴疗法图解系列

# 点出健康来

主编　王民集

河南科学技术出版社
·郑州·

图书在版编目（CIP）数据

点出健康来/王民集主编. —郑州：河南科学技术出版社，2014.9
ISBN 978-7-5349-6798-6

Ⅰ.①点… Ⅱ.①王… Ⅲ.①穴位按压疗法 Ⅳ.①R245.9

中国版本图书馆CIP数据核字（2013）第282644号

出版发行：河南科学技术出版社
地址：郑州市经五路66号　　邮编：450002
电话：（0371）65737028
网址：www.hnstp.cn

策划编辑：吴　沛
责任编辑：吴　沛
责任校对：张景琴
封面设计：苏　真
版式设计：赵玉霞
责任印制：朱　飞
印　　刷：郑州文华印务有限公司
经　　销：全国新华书店
幅面尺寸：170 mm×240 mm　印张：7.5　字数：95千字
版　　次：2014年9月第1版　2014年9月第1次印刷
定　　价：18.00元

## 《点出健康来》编者名单


**主　编**　王民集

**副主编**　王光安　张帅州　王　飞

**编　者**　（按姓氏笔画排序）

王　飞　王民集　王光安

刘　畅　张　磊　张帅州

张欢欢　金玉晶

# 前言

健康是人的基本权利，是幸福快乐的基础。自古以来，健康长寿一直是人们永恒不变的话题。一切的进步文明，都是为了提升人类的生命质量，而生命质量的最高追求和最核心的真谛，就是健康！中医作为我们中华民族健康的忠实护卫者，历经千年的历练和考验，积累了丰富的实践经验。

随着近年来经济发展、人民生活水平的提高，大众对于健康的关注越来越强烈，但是随之而来的是大家对健康知识、保健方法的严重缺乏和对媒体宣传不可避免的盲从，以及卫生行业的过度治疗问题，也越来越被有识之士所认识并深恶痛绝。面对这样的现实，让我们重新回头，回到我们的先辈留下的宝库中去寻找保健的秘诀吧。

编者　王民集

2013 年 7 月

# 编者的话

《黄帝内经太素》有云："善者，谓上工，善知声色形脉之候，妙识本标，故疗皮毛，能愈脏腑之病……"点穴、按摩一直以来都是我们在面对身体出现疾病可能的时候首选的保健方法。

面对日益加快的生活节奏和日益扩大的亚健康群体，大家对于中医绿色健康知识的需求也愈来愈强烈，因此，我们编写了这本小册子，希望能够帮助更多的人找回健康，找回健康的理念。本书内容包含以下部分：第一章　养生要"点"；第二章　穴位是人体健康的哨兵；第三章　生活中常用的养生穴位；第四章　常用的点穴养生方法；第五章　四季要点，包括春季点穴、夏季点穴、秋季点穴、冬季点穴；第六章　全身各部位点穴保健，包括点穴养心、点穴养肝、点穴养脾、点穴养肺、点穴养肾、点穴养骨。

# 目　录

# 第一章　养生要“点”

随着生活质量的不断提高和老龄化社会的来临，人们都在不约而同地关注一个重要话题——健康，大家都希望能够健康长寿。那么，什么叫健康？怎样才能保持健康呢？世界卫生组织（WHO）对健康的定义为生理、心理及社会适应能力三个方面全部良好的一种状况，而不仅仅是指没有生病或者体质健壮。

要想保持健康，至少以下几点需要引起注意：

1. 健康的理念——保持健康的基本前提

为什么用这么拗口的一句话呢？就因为在日常生活中有的人有着不健康的“健康理念”，具体表现为：从不注意养生，自信地认为自己只要有技艺高超的医生、疗效卓绝的好药，就能保证健康。恰恰就是这种观念，导致了很多人的英年早逝——均瑶乳业的前老总就是一个典型的例子。古人有“医能治病，不能救命”之说，什么意思呢？就是说医生虽然能治好你的病，但是如果你自己对你的生命不珍惜，谁也没办法救你的命！

我们的祖先发明了一个词——“养生”，这个词真是太好了，保养才能长生，从没听说哪位长寿的人是靠医生和药物治疗来实现的。

所以要清楚地知道：即使有再好的医生也不如不得病，有再好的药不如不用药。健康，要把握在自己手中！

2. 良好的心态——保持健康的基本保证

俗话说："笑一笑，十年少；愁一愁，白了头。"这句话说明要想健康长寿，就要保持良好的心态。那么，不良的心态会导致什么问题呢？中医自古就有"五志过极伤五脏"之说，人的怒、喜、思、悲、恐五种基本的情志分别为肝、心、脾、肺、肾五脏所主宰。在正常的情况下，五脏六腑互相配合，人们的这五种情志能够自然地流露出来，也能够自发地有所节制。然而，一旦情志过极，无法节制，那么就会损伤相应的脏腑。比如说经常生气、大怒不止的人最容易得肝病，反过来，肝病患者往往脾气不好（生活中随处可见）。而在女性，往往表现得更为明显，喜欢生气的女性一般最容易患痛经、乳腺小叶增生，见到这样的患者，基本上不用问，一看脸色发青、脾气暴躁易怒就可知晓。这些病，与中医所说的肝是密切相关的。整天悲悲切切的人，他的肺功能必然受损，肺功能不好，维护机体表面的功能异常，就容易经常感冒、咳嗽。反过来说，肺功能不好的人，往往他也高兴不起来，你看《红楼梦》里面的林黛玉，大家都知道她得的是肺痨。五脏是人体生命活动的主体，如果这个主体一动摇，那么保持健康就无从说起。

美国哈佛大学进行了一项长达 60 年的研究，结果显示：在 75 岁的时候还活着的人，75% 是知足常乐的人。好身体和长寿取决于感情上的应付能力，并且保证自己不在心理上受到任何压力，而这要比其他一些诸如锻炼或者保持良好饮食习惯等因素更为重要。所以说，良好的心态是保持健康的基本保证。

那么在生活中如何保持良好的心态呢？我认为最重要的是学会换位思考，从多个角度去看待问题，从积极的方面去看待问题。

传说古时候有一位老妇人，她的两个女儿均已出嫁，大女儿嫁给一个卖雨伞的，小女儿嫁给一个卖剪纸花的，本来他们生活得都挺好的，但是老妇人总是愁眉不展。为什么呢？晴天的时候她就发愁大女儿家的生意不好，雨天就发愁小女儿家的生意不好，结果弄得疾病缠身。有位智者告诉她说：“晴天你小女儿家的生意更好，雨天你大女儿家的生意更发达，有什么发愁的呢？”她恍然大悟，一身疾病不治而愈。

这个道理很简单，就像曾经有人说的：“生活中不缺少美，缺少的是发现。”怎么去发现呢？那就要从积极的方面看待生活中的问题。

3. 有规律的作息习惯——保持健康的必要条件

对规律我们不能简单地理解为几点起床、几点吃饭等这样一成不变的、机械的作息时间表。我们更愿意把规律解释为顺应大自然的规律，根据季节的交替，来制定我们相应的作息时间表。

中医自古讲究“天人相应”，什么意思呢？人来自于大自然，是顺应大自然的规律而产生的，我们脏腑活动、气血运行在很多地方与大自然的变化有着相似的规律。所以我们在日常生活中应该去顺应这样的规律，而不是违背这样的规律，才是健康之道。

《黄帝内经》第一篇《素问·上古天真论》讲的就是养生。文章开篇就问：“余闻上古之人，春秋皆度百岁，而动作不衰；今时之人，年半百而动作皆衰者，时世异耶，人将失之耶。岐伯对曰：上古之人……起居有常，不妄作劳，故能形与神俱，而尽终其天年，度百岁乃去。今时之人……起居无节，故半百而衰也。”这一段文字用很简练的语言说明了为何古人能够健康长寿，而当世之人却年过半百而衰，重要的原因之一就是没有顺应自然的规律。那么生活中我们如何根据大自然的规律来调整自己的生活规律呢？《黄帝内经》里面有“春夏养阳，秋冬养阴”的古训，那么我们如何在起居上体现这个道理呢？说到这个问题只要明白大自然阴阳变化规律，就不难做出决定了。

（1）春季：寒气虽然还是比较重，但是阳气渐盛，万物复苏，经过一个冬季的休养生息，我们人体的各项功能也在渐渐恢复。我们应该早点起床，适当地做一些活动，引导人体阳气的生发。

（2）夏季：阳气越来越旺盛，万物茂盛，生机勃勃，经过春天的生发过渡，人体的阳气也已经渐渐地调动起来了。我们早晨应该早点起床，可以进行一些体育运动（当然要根据自己的体质适度运动，不能影响上午的工作）。此时的锻炼较之春天可以稍微加强些，以助长人体阳气。

（3）秋季：阳气由盛渐衰，经过春生夏长，各种作物果实成熟，应该收藏了，人体的阳气也该渐渐地休养生息了，我们的生活节律也要做相应的调整，虽然同样是早起，但是晚上应该早点休息。

（4）冬季：天寒地冻，万物封藏。春天的生机，全靠冬天来孕育，所以北方的农村有“猫冬”的说法。这个时候尽量减少不必要的活动，减少不必要的消耗，所以在起居上我们要早睡晚起；即使想进行适当的活动，早晨也不要起得太早，尤其老年人，最好等太阳出来再锻炼，这样可以减少很多得病的危险。

4. 均衡的饮食搭配——保持健康的重要支柱

俗话说“人是铁，饭是钢，一顿不吃饿得慌”“民以食为天”，如果不吃饭，健康何从谈起？但是吃饭却不仅仅是把东西装到肚子里就算了事，要想保持健康，我们得尽可能保持均衡的饮食搭配，如何均衡呢？那就是不要偏食和选用应季的蔬菜。

不要偏食，从营养学角度大家都明白，偏食不能使身体得到全面的营养。古人将味道分为五类：酸、苦、甘、辛、咸，分别入五脏的肝、心、脾、肺、肾，大家都知道治疗感冒要用辛散的药物如生姜、大葱、芫荽、薄荷一类，就因为感冒属于肺上的病，而辛能入肺，所以可以治疗感冒。

如果我们在日常生活中过于食用辛味的东西，比如辣椒、胡椒一类，就会发现这一段这个人火气很大，很容易发脾气。为什么呢？因为辛能入肺，肺气过盛则伤肝，所以就表现出肝的问题了。同样的道理，过于食用甜的东西也能伤肾；过于食用酸的东西能伤脾胃；过于食用苦味的东西能伤肺；过于食用咸味的东西能伤心。另外，饮食也有寒热性之分，大家可以根据自己不同的体质选用不同的食物。

什么叫作应季的蔬菜呢？就是在某个季节应该成熟的蔬菜。对于反季节的蔬菜，笔者一直持保留态度，为什么呢？因为自然界的规律，在相应的地方，不同的季节，就会有不同的食物，这是老天爷给我们的，也是最适合这个地区的人食用的，这就是自然规律。当然，我们也不能因噎废食，偶尔尝尝鲜、换换口味，也未尝不可，但是有些人以此作为炫耀并且乐此不疲，则是对健康无益的。

5. 适当的劳作——保持健康的重要方面

《三国志·吴普传》说到华佗创五禽戏的时候提到：“人体欲得

劳动，但不当使极尔。动摇则谷气得消，血脉流通，病不得生，譬犹户枢不朽是也。”这句话说明了一个什么道理呢？人若要健康，得有适当的运动，但是不能过头，适当的运动能够促进消化吸收，使气血通畅。人体如能气血通畅、百脉调和，就不会生病了。事实也是这样，俗话说得好：“饭后百步走，活到九十九。”道理都是相通的。

现在有很多的锻炼方式，比如打太极拳、跑步、散步、静坐、跳舞等。如何选择运动种类呢？介绍一个大体的原则：那就是老年人、脑力劳动者或性格内向的人、平素运动较少的人、阳气不足的人，可以选用一些“动”的锻炼方式，如打太极拳、散步等，运动量由小到大，以感觉身上微微有汗为度；体力劳动者、活动较多的人、性格急躁的人等可以适当地选用一些“静”的锻炼方式，如打坐调息一类的，以感觉到心旷神怡为度，当然不要强求，应该循序渐进。拥有以上这些，我想大家基本上也就具备了健康的基础了。

健康长寿是人类孜孜以求的崇高境界，是人类文明生活的一个永恒主题。健康人人希冀，长寿人人追求，相信许多关心养生的人，为了健康长寿会翻遍古人的养生书籍，结果都会发现，经穴按摩是一种行之有效、备受推崇的传统养生保健术。我国古代医家、道家、佛家以及历代养生家都将之作为重要养生方法加以运用。欧美等发达国家也极度重视这种古老的传统养生保健术，并已加以研究和运用。

现代医学认为，经穴按摩可调整神经功能、调节内分泌，促进物质代谢平衡，增强人体各项生理功能，提高免疫力，从而达到强身健体、预防疾病、延年益寿的目的。

经穴按摩能够发挥出其显著疗效的理论及实践基础是穴位和经络的实际存在及其主治作用，而经络对人体健康的调整主要依赖于其输注于体表的穴位，那么到底什么是穴位呢？经常听人说起腧穴，而腧穴和穴位是什么关系呢？

腧穴是人体脏腑经络气血输注在体表的部位。“腧”通“输”，或从简作“俞”。“穴”是空隙的意思。腧穴在《黄帝内经》又称之为“节”“会”“气穴”“气府”等；《针灸甲乙经》中则称之为“孔穴”；《太平圣惠方》有称作“穴道”；《铜人腧穴针灸图经》通称为“腧穴”；《神灸经纶》则称为“穴位”。所以广义上讲，腧穴即是穴位，穴位是腧穴较为常用和普遍接受的叫法，两者之间没有实质的区分，只有使用范围的不同。

那么腧穴的实质是什么呢？

《素问·气府论》解释腧穴是“脉气所发”；《灵枢·九针十二原》说是“神气之所游行出入也，非皮肉筋骨也”。说明腧穴并不是孤立于体表的点，而是与深部组织器官有着密切联系、互相输通的特殊部位。“输通”是双向的。从内通向外，反映病痛；从外通向内，接受刺激，防治疾病。从这个意义上说，腧穴又是疾病的反应点和治疗的刺激点。

本书将主要介绍腧穴对人体五脏六腑的调节作用，及其在养生保健中所扮演的重要角色。

# 第二章　穴位是人体健康的哨兵

经络作为运行气血的通道，是以十二经脉为主，其“内属于府藏，外络于支节”，将人体内外连贯起来，成为一个有机的整体。人体五脏六腑“正经”的经络有十二条（实际上，左右对称共有二十四条）。另外，人体前面中央有“任脉”，人体后面中央有“督脉”。

穴位是人体脏腑经络气血输注出入的特殊部位，穴道位于“经络”——能量的通路上。《黄帝内经》认为，腧穴是“脉气所发”“神气之所游行出入也，非皮肉筋骨也”“皆卫气之所留止，邪气之所客也”“以痛为腧”“欲得而验之，按其处，应在中而痛解，乃其腧也”等，这充分说明穴位和内脏相联系。穴位既可以输注正气，也可以客注邪气。通过长期临床实践，我们的前辈们还发现，在经络的循行部位或者经气聚集的某些穴处，有明显的压痛，或结节状、条索状反应物，或局部皮肤出现某些形态变化。如肺有病时可在肺俞穴处出现结节，或中府穴处有压痛；肠疽，可在阑尾穴处有压痛；长期消化不良的患者，可在脾俞穴处见到异常变化，或压痛、或结节、或疹点等。正如《灵枢·官能》所说：“察其所痛，左右上下，知其寒温，何经所在。”就是明确地指出经络学说对临床诊断的重要意义。人体24条经络上所排列着的人体穴道，称为“正穴”，全部共有361穴，通过经络的联系，构成了一张人体健康的监控网，而穴位则好似一个个灵敏的哨兵，监视着人体的健康。

《灵枢·杂病》：“心痛，当九节刺之，按，已刺按之，立已；不已，上下求之，得之立已。”此处的心痛乃胃痛，九节即第9胸椎棘突下筋缩穴处，按即用手指点按，如无效，在九节上下寻找反应点或刺或点，立可见效。

《素问·刺腰痛篇》：“厥阴之脉令人腰痛。腰中如张弓弩弦，刺厥阴之脉，在腨踵鱼腹之外，循之累累然，乃刺之。”

《灵枢·五邪》：“邪在肺则皮肤痛，寒热上气，喘……咳动肩背，取之膺中外俞，背三节五脏之旁（当指肺俞、魄户）。以手疾按之，快然乃刺之。”王执中按这一经验的运用，获得了良好效验，《针灸资生经》云：“舍弟登山为雨所搏，一夕气闷几不救……按其肺俞，云痛如锥刺，以火针微刺之即愈。因此与人治哮喘只缪刺肺俞不刺他穴，惟按肺俞不酸疼者，然后点其他穴也。”《针灸资生经》还记载：“有妇人患赤白带淋，得了针灸，初为灸气海穴未效，次日为灸带脉穴……其病若失……自是来觅灸者，必为按此穴，莫不应手酸痛，于知是正穴也，令归灸之，无有不愈。”

明代薛立斋《外科心法》：“中府隐隐而微痛者，肺疽也。”《名医类案》：“张景岳治一姻家，年力正壮，素饮酒，常失饥伤饱，偶饭后胁肋大痛……用于按揉其处，觉肋下一点按着痛连胸腹，细为揣摹，正在章门穴……”

明代《普济方》239卷：“绍兴己未岁，余守武昌时，总领邵户部至云，少时病瘵，得泉州僧为灸膏肓，令伏榜栳上，僧以指节极力按寻其穴，若指不麻或虽麻而非中指者皆非也，已而求得之，遂一灸而愈。”《明堂经》亦有：“按膏肓穴须得病人中指麻木则灸无不取效。”

明代周恭挤《医说续编》与张景岳《类经图翼》均认为各种出血证，尤其是下血，多于命门穴上有酸疼，灸此处疗效卓著，多能除根。

《针灸大成》：“偷针眼，视其背上有细红点如疮，以针刺破即差，实解太阳之郁热也。”

到了近现代，人们在不断地重复验证古人记载的同时，对临床中一些新名称的疾病预测和诊断，也有了新的认识。例如肋间神经痛，往往在丘墟穴前后可有敏感点；面肌痉挛则会在天容穴与天牖穴之间，多压之有酸胀的反应穴；不孕症患者的躯干前部皮肤有紧张性增强的部位（多以募穴为主），通过正确合理的治疗，在起效的同时患者躯干前部紧张性增强的部位亦会恢复正常；急性胃脘痛患者，一般在3~5胸椎棘突之间有敏感点。用拇指间断点压敏感点，有一种酸痛兼舒服的感觉，同时胃脘部疼痛缓解或减轻；或按压脊柱，按压时一般在疼痛的敏感部位的椎体后关节可发出“喀啦”的响声，若有响声治疗效果则明显。同时，在背部的督脉区，华佗夹脊及膀胱经上，找出疼痛的敏感点进行重点按压、按摩、敲打等，则病情可迅速缓解。麦粒肿患者，可以在其背部找到粟粒大小的淡红色皮疹或压痛点为穴。在第7颈椎至第9胸椎之间，寻找略高出皮肤呈紫红色粟粒大小的反应点，有一个或几个，且压之褪色，放松即速复原。对侧背部肩胛区则可以找到浅红色稍高于皮肤、小米粒大、压之不褪色的反应点。背部第1~12胸椎至腋后线范围内可寻找到粉红色或暗红色充血性疹点，有的隆起如粟米状，有的稍扁平，直径0.5~1 mm，以1个多见，偶可见2~3个者。肩井及背部可找到的粟粒大淡红色皮疹或压痛点。

急性乳腺炎患者的同侧前臂有敏感点（按压时，患者自觉有酸、麻、憋胀感向乳房部传导的，此敏感部位多在间使穴上1寸左右），在患者肩胛区内亦可探及2~3个阳性反应点或瘀血点，个别阳性点在肩胛区以下，反应点局部红肿、压疼明显，其周有星状放射线，华佗夹脊穴（第1胸椎至第7胸椎之间）及乳腺肿块相对应的压痛点或皮下按压有肿块结节处，如果对这些敏感点加以点揉或者针刺，效果往往是出人意料的。

# 第三章　生活中常用的养生穴位

## 百　会

百会穴是督脉上的要穴。它位于头部，在两耳郭顶端连线与头部前后正中线的交叉点（图 3－1）。

百会穴既是长寿穴又是保健穴，此穴经过按摩，可开发人体潜能、增加体内的真气，调节心、脑血管系统功能，益智开慧，澄心明性，轻身延年，并能治疗头痛、眩晕、脱肛、昏厥、低血压、失眠、耳鸣、鼻塞、神经衰弱、中风失语、阴挺等症。

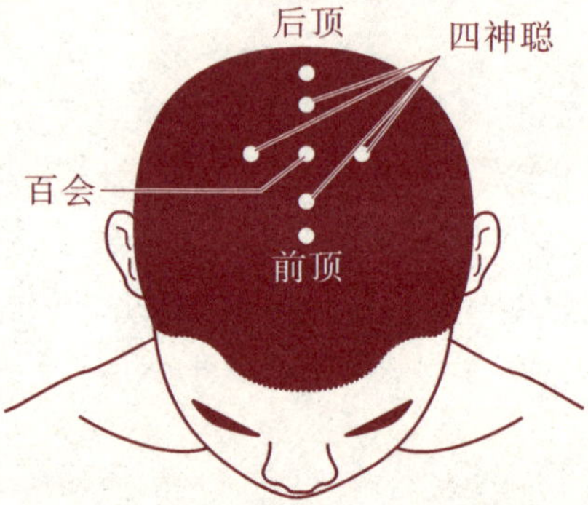


图 3－1

百会穴的保健方法有四。

（1）按摩法：睡前端坐，用掌指来回摩擦百会至发热为度，每次 108 下。

（2）叩击法：用右空心掌轻轻叩击百会穴，每次 108 下。

（3）意守法：两眼微闭，全身放松，心意注于百会穴并守住，意守时以此穴出现跳动和温热感为有效，时间约10分钟。

（4）采气法：站坐均可，全身放松，意想自己的百会穴打开，宇宙中的真气能量和阳光清气源源不断地通过百会进入体内，时间约10分钟。

## 丹田

丹田相当于小腹部（图3－2）。当人还是一个胎儿的时候，在母亲的子宫里就是通过肚脐连接脐带呼吸的。人越长大则呼吸越上移，直至胃中部，而上了年纪的人则只能是用肺部做短程呼吸了。这是为什么？是生命力越来越弱的缘故。

大家都知道，人的生命始于小腹，一些练功有素的高人，就是用腹部呼吸而不是像常人那样用肺和胃呼吸的，时间久了，效果就出来了。我们如果要开发和增强自己的健康潜力，就千万不要忽视对小腹部的锻炼和刺激，这毕竟是与生命最先发生联系的地方！

人体的肠了有8米长（西方人肠了只有亚洲人一半），而且在里面来回折叠，肠壁既有皱褶又不平滑。这使我们所吃下的食物会在肠中长时间逗留，尤其是肉类。在肠子里面超过4小时还不消化的话，就已经不再是营养而是变成腐物转化为毒素了。这样又给具有解毒功能的肝脏和有排毒功能的肾脏增加负荷。为什么现代越来越多的人发生便秘、结肠炎、肠癌、肝硬化、肝癌等，与此有关。

尤其是现代文明社会人的运动量越来越少，对肠胃的物理保健几乎没有，只是依赖一些饮食保健，其实这是非常不科学的。因此，善于运用治疗仪，通过物理疗法，经常性地对小腹部进行保健治疗，对提高生命质量是有很大的意义。

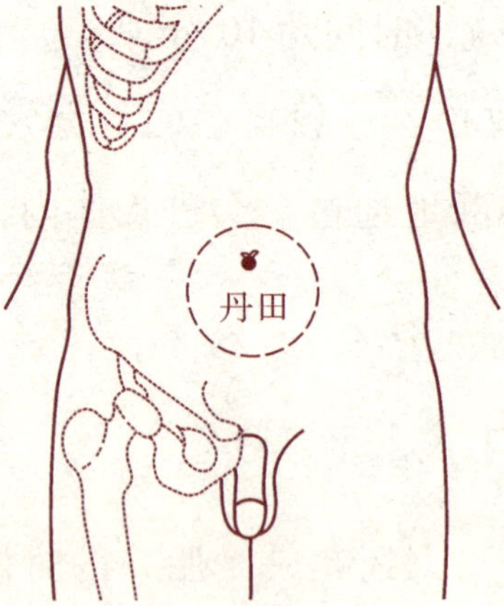


图3－2

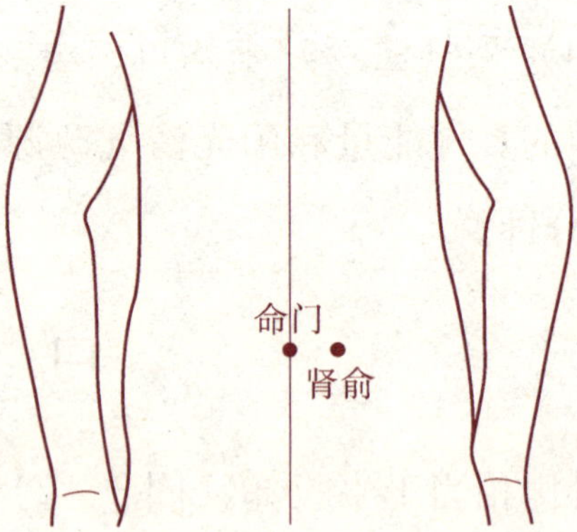


图3－3

## 命　门

命门穴是督脉上的要穴。位于后背两肾之间，第2腰椎棘突下，与肚脐相平对的区域（图3－3）。命门穴，为人体的长寿大穴。命门即生命之门的意思，因为命门的所在点就在人体两侧肾脏的交会之处，而肾脏的强壮与衰弱，其与外界交换信息的呼吸窗口便在于此。此窗口长久不打开，换换新鲜空气的话，生命的活力就会受到影响。男性的腰酸背疼，女性的一些妇科疾病，无不与之有关。

《难经三十六难》上所言："命门者，诸神精之所舍，原气之所系也，故男性储藏精气，女性用以连属子宫。"是人体生化的来源，生命的根本。

命门穴的保健方法有二。

其一是用掌擦命门穴及两肾，以感觉发热发烫为度，然后将两掌搓热捂住两肾，意念守住命门穴约10分钟即可。

其二是采阳消阴法。方法是背部对着太阳，意念太阳的光、能、热，源源不断地进入命门穴，心意必须内注命门，时间约 15 分钟。

常擦命门穴可强肾固本、温肾壮阳，强腰膝固肾气，延缓人体衰老；疏通督脉上的气滞点，加强与任脉的联系，促进真气在任督二脉上的运行；并能治疗阳痿、遗精、脊强、腰痛、肾寒阳衰、行走无力、四肢困乏、腿部浮肿等症及耳部疾病。

## 腰眼穴

腰背疼痛是老年人常见的病，这主要与脊柱功能退行性变化有关。但现在有不少中年人甚至年轻人也经常感觉腰酸背痛，这往往与他们平时运动不足、工作紧张，尤其是与伏案久坐等习惯有密切的关系。腰背痛是可以预防的，平时保持生活规律，注意劳逸结合，经常进行腰背部肌肉锻炼，可减少腰背痛的发作。除此之外，按摩腰眼穴也是防治腰背痛的一个不错的方法。

腰眼穴位于背部第 3 腰椎棘突下，旁开约 3.5 寸凹陷中（同身寸，下同）（图 3－4）。腰眼穴居“带脉”（环绕腰部的经脉）之中，为肾脏所在部位。肾喜温恶寒，常按摩腰眼处，能温煦肾阳、畅达气血。可采用以下方法进行按摩：

（1）两手对搓发热后，紧按腰眼处，稍停片刻，然后用力向下搓到尾闾部位（长强穴）。每次 50 ~ 100 遍，每天早晚各做 1 次。

（2）两手微握拳，用拳眼或拳背旋转按摩腰眼处，每次 3 ~ 5 分钟。

（3）两手握拳，轻叩腰眼处，或用手捏抓腰部，每次做 3 ~ 5 分钟。

用掌搓腰眼，不仅可疏通带脉和强壮腰脊，而且还能起到聪耳明目、固精益肾和延年益寿的作用。中年人经常搓腰眼，到了老年可保持腰背挺直，还能防治风寒引起的腰痛症。研究证明，按摩腰部既可使局部皮肤里丰富的毛细血管网扩张、促进血液循环、加速代谢产物的排出，又可刺激神经末梢，有利于病损组织的修复，提高腰肌的耐力。

此外，按摩腰眼穴对慢性腰肌劳损、急性腰扭伤可起到较好的防治作用，对于椎间盘突出、坐骨神经痛等病也有一定疗效。

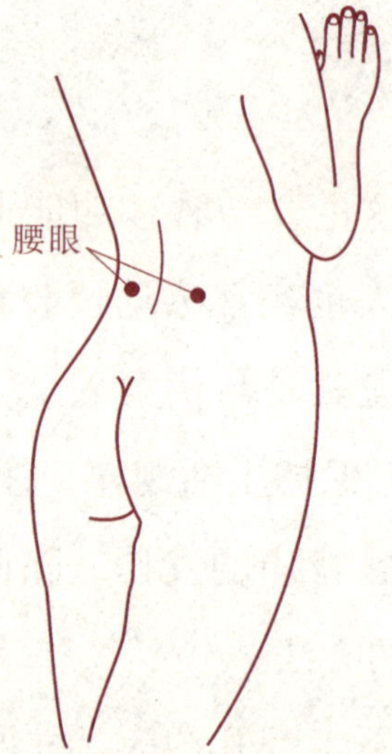


图3－4

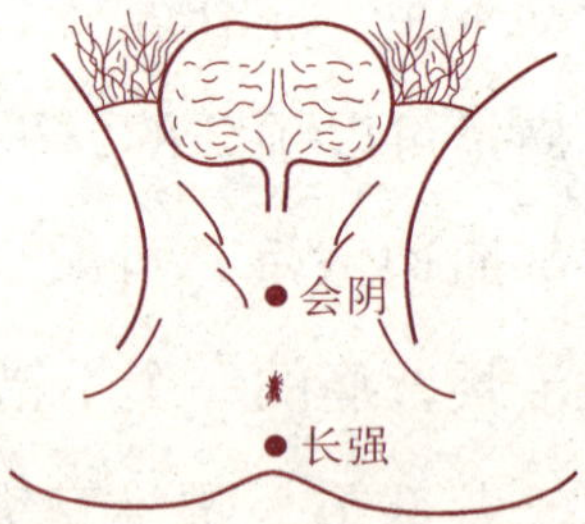


图3－5

## 会　阴

会阴穴是任脉上的要穴。它位于人体肛门和生殖器的中间凹陷处，处在人体任脉和督脉之间（图3－5）。人体的前面为阴，后面为阳。会阴正好在阳和阴交接的那一个点上，即人体自我阴阳交泰的那一点上，所以叫会阴，为人体长寿要穴。此穴与人体头顶的百会穴为一直线，是人体精气神的通道。百会为阳接天气，会阴为阴收地气，二者互相依存，相似相应，统摄着真气在任督二脉上的正常运行，维持体内阴阳气血的平衡，会阴是人体生命活动的要害部位，所以会阴的重要性也就在于此。自然万物乃因阴阳交泰而形成生长，如果人体之阴久之为阴，阳久之为阳，阴阳长久不能互相匹配交合，则百病丛生。

经常按摩会阴穴，能疏通体内脉结，促进阴阳气的交接与循环，对调节生理功能和生殖功能有独特的作用。按摩会阴穴，还可治疗痔疮、便血、便秘、妇科病、尿频、溺水窒息等症。

会阴穴的保健方法有三。

（1）点穴法：睡前半卧半坐，食指搭于中指背上，用中指指端点按会阴 108 下，以感觉酸痛为度。

（2）意守法：姿势不限，全身放松，将意念集中于会阴穴，守住会阴约 15 分钟，会阴处即有真气冲动之感，并感觉身体轻浮松空，舒适无比。

（3）提肾缩穴法：取站式，全身放松，吸气时小腹内收，肛门上提（如忍大便状），会阴随之上提内吸，呼气时腹部隆起，将会阴肛门放松，一呼一吸共做 36 次。

## 劳　宫

手掌是人体用得最多的地方。人的绝大多数活动都是通过手来完成的。而劳宫穴位，就处于手掌的中间（图3－6），是运动得最多的地方。如果人体是一个大军营的话，劳宫穴位就相当于那匹派出的探马。探马灵不灵活，关系着整个军营的反应能力。所以，平常多刺激劳宫穴位，可以起到安神宁心、健脑益智的效果，假若能够经常性配合手臂拍打的话，可以很快起到减少色斑的作用。

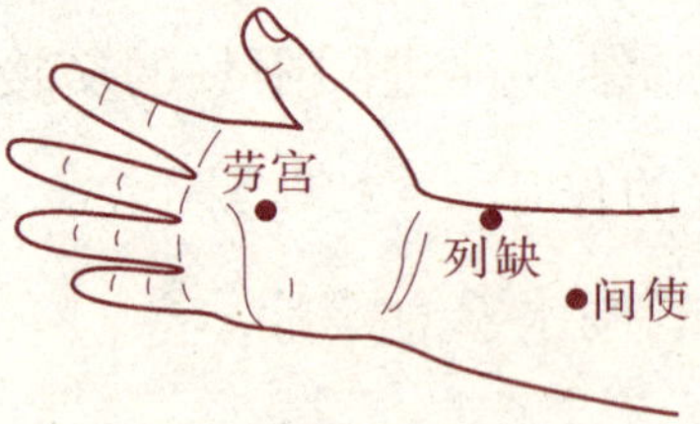

图3－6

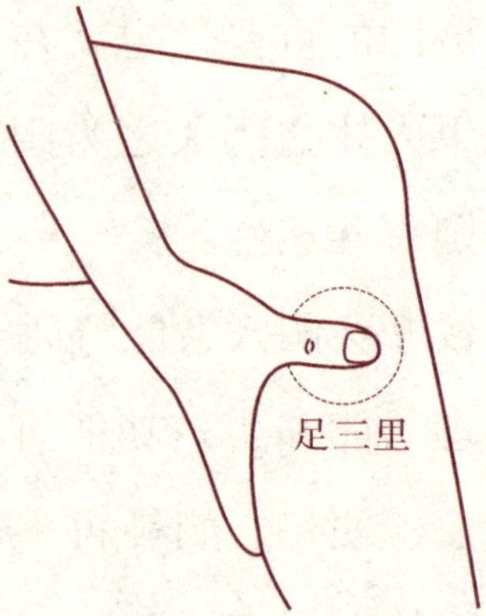

图3－7

## 足三里

在人体所有的穴位中，全身综合保健方面效果最好、最著名的穴位是哪个？毫无疑问，那就是足三里了。足三里在小腿前外侧，犊鼻下3寸，距胫骨前嵴外1横指处，犊鼻与解溪连线上（图3－7），自古以来就一直是历代医家所推崇的人体保健要穴，是公认的人体保健第一要穴。《灵枢》：“邪在脾胃，则病肌肉痛，阳气有余，阴气不足，则热中善饥；阳气不足，阴气有余，则寒中肠鸣腹痛。阴阳俱有余，若俱不足，则有寒有热。皆调于足三里。”《通玄指要赋》：“三里却五劳之羸瘦（却，削除的意思）；痹肾败，取足阳明之上。”《医说》记载：“若要安，三里莫要干。”《四穴总歌》：“肚腹三里留……”

国外对足三里穴保健的重视程度远超中国，日本把艾灸足三里作为主要健身之术，曾有“不与不灸足三里的人同行”之说。日本历史上还出现过著名的“足三里保健灸运动”。

足三里是一个全身强壮穴位，通过调理足三里穴位而使自身

“强壮”来达到预防和治疗疾病的目的，从这个方面来说，足三里就是一个“万能穴位”。经常点按或者艾灸此穴，可以调和脾胃（脾为后天之本），从而达到健身和延年益寿的作用。《四总穴歌》中的“肚腹三里留”，意思是说，凡是肚子、腹部的病痛，都可以通过足三里穴来摆平。

那么这个穴位为什么叫“足三里”呢？古人怎么给它起个这么古怪的名字呢？“足三里”这个名字是有特定的含义的：这里的“里”通“理”，是调理的意思。意思是可以通过“足三理”这个穴对身体的上、中、下三部分进行调理——理上、理中、理下。比如胃及其以上部分处在肚腹的上部，如胃胀、胃脘疼痛的时候就要“理上”；点按足三里的时候要偏向上方使劲；腹部正中出现不适，就需要“理中”，就是垂直皮肤往下点按就行了；小腹及以下部分，比如小腹疼痛时，得在点按住足三里的同时往下方使劲，这叫“理下”，比如女士的痛经就属于需要“理下”的一种。

但在日常保健的时候是不需要细分的，只要点按这个穴位就好了。而且即使是在治病的时候也可以不分，只是效果要比用精准的手法差一些。

有了这一手，我们在对足三里进行保健推拿的时候，可以根据自己的体质和健康状况调整手法。如果是胃不好，乃至有头、颈、心、肺系统的症状，可以往上方点按；如果有小腹部不适，乃至有便秘或泌尿生殖系统的症状，可以往下点按。就这么简单。这样一来，足三里这个穴位在治病时起的作用，起码是原来的3倍！其他的穴位，也有这样的规律，所以，有时候，当我们点按一个穴位不起作用的时候，可以试试换一种手法，换一个方向。

"足三里"穴位是五输穴之一，足阳明胃经上的合穴，其性属土经土穴，"合治内腑"，凡六腑之病皆可用之。"胃者五脏六腑之海也"。所以，胃为水谷之海，能包容五谷，荣养四旁。胃和脾相表里，均为仓廪之官。主要职责是受纳、运化水谷，输布精气、津液于全身。"足三里"是胃经上最重要的穴位，它具有理脾胃、调气血、主消化、补虚弱之功效。

足三里穴位是消化器官疾病、头痛牙痛、神经痛、鼻部疾病、心脏病、呼吸器官疾病、胃下垂、食欲不振、腹泻、便秘、痢疾、腹部胀满、呕吐等一切胃肠、腹部不适等病症治疗的主穴。此外，对更年期综合征、腰腿疲劳、皮肤粗糙等病症的治疗也有很好的效果。足三里穴是人体最重要的治病穴位之一。配冲阳、仆参、飞扬、复溜、完骨，有补益肝肾、濡润宗筋的作用，主治足痿失履不收；配天枢、三阴交、肾俞、行间，有调理肝脾、补益气血的作用，主治月经过多、心悸；配曲池、丰隆、三阴交，有健脾化痰的作用，主治头晕目眩；配梁丘、期门、内关、肩井，有清泻血热，疏肝理气，宽胸利气的作用，主治乳痈；配上巨虚、三阴交，有良好的镇痛作用，用于胃次、全切除术；配阳陵泉、行间，有理脾胃、化湿浊、疏肝胆、清湿热的作用，主治急性中毒性肝炎；配中脘、内关，有和胃降逆、宽中理气的作用，主治胃脘痛；配脾俞、气海、肾俞，有温阳散寒、调理脾胃的作用，主治脾虚慢性腹泻；配中脘穴、梁丘穴治胃痛；配内关穴治呕吐；配气海穴治腹胀；配膻中穴、乳根穴治乳痛；配阳陵泉穴、悬钟穴治下肢痹痛。常灸足三里穴可养生长寿，日常保健可直接点按即可。

## 涌 泉

涌泉穴位于足底，屈足卷趾时足心最凹陷中；约当足底第2、3趾，蹼缘与足跟连线的前1/3与后2/3交点凹陷中（图3－8）。是足少阴肾经上的要穴，与人体生命息息相关。涌泉，顾名思义就是水如泉涌。水是生物体进行生命活动的重要物质，水有浇灌、滋润之能。涌泉穴是人体长寿大穴，经常点按此穴，则肾精充足，耳聪目明，发育正常，精力充沛，性功能强盛，腰膝壮实不软，行走有力，并能治疗多种疾病，如昏厥、头痛、休克、中暑、偏瘫、耳鸣、肾炎、阳痿、遗精、各类妇科病和生殖病。

现代人体科学研究表明，穴位的分布结构独特，功用玄妙。肩上有一肩井穴，与足底涌泉穴形成了一条直线，二穴是“井”与“水”上下呼应，从“井”上可俯视到“泉水”。有水则能生气，涌泉如山环水抱中的水抱之源，让人体形成了一个强大的气场，维护着人体的生命活动。

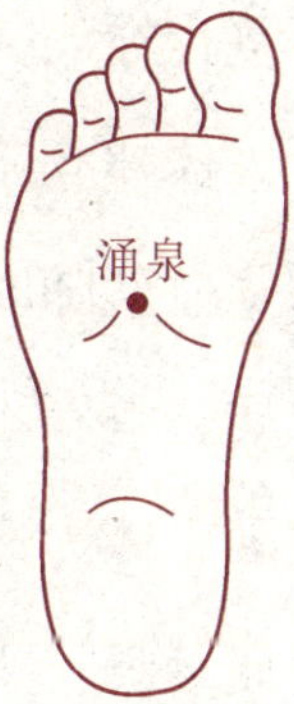

图3－8

涌泉穴的保健手法主要是点按。方法：睡前端坐，用手掌来回搓摩涌泉及足底部108次，要全掌面搓，以感觉发烫发热为度，搓毕，再用大拇指指腹点按涌泉49下，以感觉酸痛为度，两脚互换。末了，再用手指点按左右肩井穴各49次即可。

## 神 阙

神阙穴即肚脐，又名脐中，是任脉上的要穴（图3－9）。它位于命门穴平行对应的肚脐中。神阙穴，是人体生命最隐秘最关键的要害穴窍，又称为长寿大穴。神阙为任脉上的阴穴，命门为督脉上的阳穴，二穴前后相应，阴阳和合，是人体生命能源的所在地，所以，古代修炼者把二穴称为水火之官。科学研究表明，神阙穴是先天真息的唯一潜藏部位，人们通过锻炼，可启动人体胎息，恢复先天真息能。

神阙穴与人体生命活动密切相关。我们知道，母体中的胎儿是靠胎盘来呼吸的，属先天真息状态。婴儿脱体后，脐带即被切断，先天呼吸终止，后天肺呼吸开始。而脐带、胎盘则紧连在脐中，没有神阙，生命将不复存在。人体一旦启动胎息功能，就犹如给人体建立了一座保健站和能源供应站，百脉气血就随时得以自动调节，人体也就健康无病，青春不老。经常对神阙穴进行锻炼，可使人体真气充盈、精神饱满、体力充沛、腰肌强壮、面色红润、耳聪目明、轻身延年，并对腹痛肠鸣、水肿膨胀、泄痢脱肛、中风脱症等有独特的疗效。

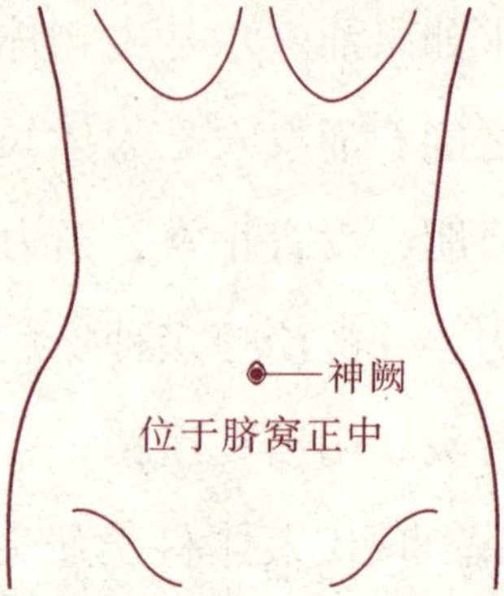

图3－9

神阙穴的保健方法有三。

（1）揉中法：每晚睡前空腹，将双手搓热，双手左下右上叠放于肚脐，顺时针揉转（女子相反），每次360下。

（2）聚气法：端坐，放松，微闭眼，用右手对着神阙空转，意念将宇宙中的真气能量向脐中聚集，以感觉温热为度。

（3）意守法：放松，盘坐，闭目，去除杂念，意念注于神阙，每次半小时以上，久之则凝神、化气入穴，穴中真气发生，胎息则慢慢启动。

# 第四章 常用的点穴养生方法

点穴养生是既不用药物，又不用工具，仅凭双手在患者的体表穴位上，运用一定的手法，就能达到防治疾病的目的。

点穴的手法分为平揉法、压放点法、皮肤点打法、循经点按法、五行联用法等五种基本手法。此外，还有头部推运法、背部循压法、四肢摇运法等及其他辅助手法。

## 一、平揉法

平揉法是指平而揉之之意。所谓平，即不许偏斜，保持适当的水平。“揉”是点着摩的动作，是“点劲”和“摩劲”两者互相结合的动作。点劲是重手点按住肌肉不动，摩劲是轻手摩着皮肤不停；不动为静属阴，不停为动属阳。而揉是“点”“摩”结合的发挥，具有调节阴阳的作用。

平揉法的具体操作是：术者的中指端点在患者的穴位上，继以拇指端抵中指内侧第一指关节，再以食指与无名指紧压中指第一指关节的外侧，以做辅助中指之势，便于中指的操作。然后，用中指指端点在穴位上，做圆圈形的平揉，含有点、摩两者之意。因而，揉的指端面，应陷入穴位皮肤之下，这样揉动，就可以不离开皮肤。平揉1个圆圈为1次，一般以50～100次为标准。而次数的增减，应随着病情来决定。

平揉法的揉转，虽然是在穴位上操作，但由于连续平揉的刺激，在穴位组织中，也引起酸麻或酸困等感觉，能使穴位组织发生变化，引起生理功能的调节，而产生抵抗疾病的作用。同时，在揉的动作上，不论速度的快慢，都会直接地促进血液的循环。根据血液循环在人体组织的生理关系，这一手法，在整个点穴中是非常重要的。

手法的轻重，要根据患者体质的肥瘦、病情的新久而定。体质瘦弱和病情长者，用轻手法；体质肥壮和新病者，用重手法。但有时肥壮者也有用轻手法的，而瘦弱者也有用重手法的。这样的变化方法，是根据疾病的特殊情况而灵活决定的。

1. 左右平揉的标准

向左平揉或是向右平揉，是以患者的位置来决定左右的。揉患者的左侧或右侧穴位时，不论是阳经的穴，或是阴经的穴，从右往左向上揉转，称为向左平揉。反之，从左往右向上揉转，称为向右平揉。

2. 左右平揉与补泻

向左与向右平揉的补泻方法，可加强其调节阴阳之不足。这是根据十四经在人体循行起止关系，以及左阴右阳升降问题，结合具体操作方法，进行迎随补泻。

（1）手三阳经从手走头：揉左侧穴位时，向左平揉，即从右往左揉；向上随着经揉转为之补，向下迎着经揉转为之泻。揉右侧穴位时，向右平揉，即从左往右揉；向上随着经揉转为之补，向下迎着经揉转为之泻。

（2）手三阴经从胸走手：揉左侧穴位时，向右平揉，即从左往右揉；向上迎着经揉转为之泻，向下随着经揉转为之补。揉右侧穴位时，向左平揉，即从右往左揉；向上迎着经揉转为之泻，向下随着经揉转为之补。

（3）足三阳经从头走足：揉左侧穴位时，向右平揉，即从左往右揉；向上迎着经揉转为之泻，向下随着经揉转为之补。揉右侧穴位时，向左平揉，即从右往左揉；向上迎着经揉转为之泻，向下随着经揉转为之补。

（4）足三阴经从足走腹：揉左侧穴位时，向左平揉，即从右往左揉；向上随着经揉转为之补，向下迎着经揉转为之泻。揉右侧穴位时，向右平揉，即从左往右揉；向上随着经揉转为之补，向下迎着经揉转为之泻。

（5）督脉经从尾骨上走头部：向左平揉，即从右往左平揉；向上随着经揉转为之补，向下迎着经揉转为之泻。

（6）任脉经从小腹中线向上走：向右平揉，从左往右平揉，向上随着经揉转为之补，向下迎着经揉转为之泻。

（7）平揉补泻，是以男性为例。如果对女性用平揉补泻时，左右相反。即男性向左平揉为补，女性则向右平揉为补；男性向右平揉为泻，女性则向左平揉为泻。

3. 平揉法的作用

平揉在穴位上所起的作用，是使经络的本属得到调整，改变了气血在经脉中的循行现状，使人体生理功能产生一种新的变化，影响到本经有关表里脏腑等各方面。总的来说，平揉是调节阴阳不平衡的现象，能补虚，能泻实，可升，可降，消积，除满，具有推陈致新等作用，为点穴中的主要手法。

4. 平揉法的应用

在临床上，不论用补法，或是用泻法，或是平补平泻法，必须配合手法的轻重，揉转速度的快慢，并结合病势的轻重缓急、患者体质的强弱胖瘦以及男女老少等不同情况，随机掌握，临证应变。

5. 平揉法的临床应用及变通

平揉法在临床应用极为广泛，一般疾病都可选用。在手法配合上，常与压放点法配合使用，与其他手法也可配合。在操作上，单手中指可以点揉，双手中指也可以点揉；向左平揉也可，向右平揉也可，以术者手顺为是。如果对于某一种病不见效或收效不大时，即可选用平揉补泻方法。

## 二、压放点法

压放点法是在穴位上进行的一种手法，“压”是向下点压位；“放”是往上放开，是互相对立又互相结合的动作。

在平揉法操作完毕时，仍以中指指端在原穴位上，向着穴位的深部下点压，使指端在穴位的皮肤水平之下，点下即放，放后再点，一点一放为1次，一般以50～100次为标准。其次数的增减，仍须结合病情来决定。

1. 压放点法的标准

压和放，在点压后放开和放开再点压的过程中，一定要保持着适当的快慢速度。如果快慢不匀，就会失去压和放的协调性。点到深处，劲在穴位的里层；放开与皮肤相平，劲在穴位的表层。但在这个原则下，由于病情的不同，还可把点压过程缩短。但不得把指端离开皮肤。点压是用中指端点压，不要用指甲点压。用指甲点压就成为切了。也不要用指腹点压，用指腹压就成为按了。点压、放开的两种过程，指端要保持位于穴位的中心，使劲道的方向和穴位中心成垂直线，不然，就减弱了本手法应起的作用。

2. 压放法的补泻

压放点法对于补泻的关键，主要是掌握点压的动作。但必须按照十四经的循行关系，以便做到“迎”和“随”，达到“补”和“泻”的手段。

手三阳经的气血，由手走头，运用补法时，点压的劲在穴位中微往上；运用泻法时，点压的劲在穴位中微往下。手三阴经的气血，由胸走手，运用补法时，点压的劲在穴位中微往下；运用泻法时，点压的劲在穴位中微往上。足三阳经的气血，由头走足，运用补法时，点压的劲在穴位中微往下；运用泻法时，点压的劲在穴位中微往上。足三阴经的气血，由足走腹，运用补法时，点压的劲在穴位中微往下；运用泻法时，点压的劲在穴位中微往上。此外，点压的劲保持在穴位中心，就属于平补平泻法。

3. 压放点法的作用

点压是压迫穴位的组织，使它收缩、抑制，趋向于静止状态。放是把压迫的穴位放开，使它扩张、兴奋，趋向于活动状态。

点压下去的深浅，以放来控制，所以压放结合，以放制压。点压深，在体内为营分；点压浅，在体内为卫分。因而，压放有调节营、卫、气、血的功能。点压是压止一切病势的活动性，具有收敛、止逆、止吐、止汗、止血、止痛之效。放是维持其压后所起的作用，不至点压而引起不良现象。

4. 压放点法的应用

压放点法在临床应用上和平揉法一样的重要。在操作上也须结合患者体质的强弱、胖瘦，保持适当的轻、重手法。按照病情的轻重，以及得病时间的久暂，掌握点压与放的速度。点压的深或浅，与点压的轻或重有关系。而点压的轻，或是点压的重，又与经穴的部位有关系。因此，压放点法在应用上，要联系到各方面，才能发挥出应有的作用。

## 三、皮肤点打法

皮肤点打法，仍是以中指指端进行操作，先把中指提起，离开皮肤约 1 寸或 2 寸远，再将中指指端对准穴位中心，向下点打。在点打的时候，要快速点打，同时迅速借助惯性回收。似有弹性。这样，点打的指力，点在皮肤表层，不至于使打的力量不平衡。一打一提为 1 次。点打的次数，仍以 100 次为标准。而点打的轻重，同样要依据病情来决定。至于点打的速度，一般点打都是快手法。因为快了能够产生热，这就相当于艾灸的作用了。

1. 皮肤点打法的作用

皮肤点打法，是在患者的体表穴位上进行点打，可以引起局部皮肤毛细血管的扩张，使穴位周围发生微红微热。这种微红微热现象持续时间不久，就逐渐消散，这就是毛细血管的收缩过程。由于局部皮肤毛细血管经过点打后的扩张转为收缩，很显然给穴位外层组织，增加了力量，代偿了循环，对生理功能起到强壮性作用。

点打过的皮肤微红微热，和艾灸后的微红微热相似。艾灸热为外部供给热，点打热则是本身引起的热。而艾灸热多燥，禁忌证较多；点打热少燥，禁忌证也较少。

此外，点打法有促进机能吸收水分的作用。例如，治疗小儿腹泻中的点打法，一经治疗，即可使一天腹泻 20 余次，减为 10 次以下。又如，点打法对于大便干燥的患者，反而引起大便秘结。这证明点打法能够促进肠功能对水分的吸收。从临床实践中证明，皮肤点打法是具有止泻、祛风、止痒等作用。

2. 皮肤点打法的应用

皮肤点打法有强壮功能，对于虚弱证极为有效。如小儿麻痹证，每个穴位都不可缺少点打法。失血证用隐白穴，也必须用点打法才能发挥止血的作用。

皮肤点打法的重点，主要在皮肤的表层，因而，对一般风寒感冒等病证，效验颇佳。对皮肤瘙痒，收效更为显著。

总之，皮肤点打法常与前两种手法配合并用。但对一般皮肤病（如荨麻疹等）可以单独使用。对湿疹需要配合平揉手法。热性病少用，便秘者禁忌。

## 四、循经点按法

循经点按法是以中指或拇指，在点过的经穴和它的经络线上或揉、或压、或点，往返地进行循按。例如，合谷为大肠经穴，为了加强本经的作用，就在合谷穴至肩髃穴之间，选择数穴，往返地或揉、或压、或点。另外，有经络循推补泻以及循按辅助手法，如搓捻、压按、摩擦等法，以便临床酌情配合选用。

1. 循经点按法的补泻

循经点按法的补泻，是按照经络的循行进行循经点按的手法。行循经点按补法的操作，顺着经络去的方向多，逆着经络来的方向少，一般是2:1。例如，手阳明大肠经合谷穴至肩髃穴之间，或揉、或压、或点做2次，肩髃穴至合谷穴则做1次。或由合谷穴循按至肩髃穴，再由肩髃穴至曲池穴，这也是2:1。

行循经点按泻法，则与上述补法相反，即由肩髃穴至合谷穴做2次，由合谷穴至肩髃穴则做1次。或是由肩髃穴至合谷穴，再由合谷穴至曲池穴。

循经点按法的平补平泻法，来去相等，往返操作。

2. 循经点按法的作用

循经点按法由于在经络的范围内操作，可直接促进气血的循环。同时，由于补泻的不同，还可改变气血在经络中的来去状况。这样，就更能发挥前面几种手法的补泻作用。

循经点按在配合上，则是辅助性质。如单用循经点按，则亦有通经络、活气血、止疼痛、治麻木等效验。因为循经点按中，有兴奋手法，也有抑制手法。由于手法轻、重、快、慢的不同，还可使平揉、压放两种手法的性能有所改变。如手法操作慢而重，就能把兴奋性的作用变为抑制性。反之，手法操作快而轻，也可把抑制性作用变成兴奋性。这是因为兴奋的对立面是抑制，兴奋减弱了就会变为抑制的。

3. 循经点按法的应用

循经点按法在临床上的应用，主要是依据经络分布和循行的关系，一般用于风湿性疼痛和麻痹性功能障碍。在操作的次数与部位方面，须根据患者的病情范围，进行局部性循经点按，或全身性循经点按，以5~8次或更多一些为宜。手法的配合，须结合病情来选择，并不是把全部相关手法都用上。

循经点按法的轻、重、快、慢，也须根据患者病势轻重及新久，并结合体质强弱和胖瘦，灵活掌握，如此可达到预期之效。

## 五、五行联用法

五行，即木、火、土、金、水。五行相互关系，即相生、相克、相乘、相侮。按五脏之五行所属（肝与胆属木，心与小肠属火，脾与胃属土，肺与大肠属金，肾与膀胱属水），五脏所主（肝主筋，肾主骨，心主血，肺主气，脾主肌肉）等组成的互相联系的整体，与内部五脏部位是一致的。心、肺在上，与气血在肢体浅层相一致；肝、肾在下，与筋骨在肢体深层相一致；脾、胃在中，与肌肉在气血筋骨之间相一致。五行联用法，就是按照上述的理论，分述如下。

1. 五行联用法的名称

骨压放；筋振颤；肌肉左右揉，血脉摩推；皮肤点打。

因为这5种手法是配合五输穴，即井、荥、输、经、合连续操作。所以，称为五行联用法。

2. 五行联用法操作次序

根据气血、筋骨、肌肉等不同深浅组成的相互整体关系，并结合手足阴阳经脉循行的方向，这一手法应分别按先后次序进行操作。由于手的阴经与足的阳经经脉循行趋势是从上往下的，手法的次序是：点打、摩推、压放、振颤、左右平揉。足的阴经和手的阳经循行趋势是从下往上的；手法的次序是：压放、振颤、点打、摩推、左右平揉。任脉和督脉循行，都是从下往上的，手法次序与足经相同。

3. 五行联用法的具体操作和理论

（1）点打。点打的操作是与穴位的皮肤接触，属于肺，肺为金、主气。手法的过程是：一手中指在所选的主穴进行点打；另一手中指切压住配穴经脉范围内的金穴不动，为配合主穴增强点打的作用，有似肺脉之短涩的点打，一般为100次。

（2）摩推。摩推的操作是与穴位的血脉接触，属于心，心为火。手法过程是：一手的手掌或拇指本节的侧面，在所选主穴部位，顺着经脉往返摩推为1次；另一手切压住配穴本经的火穴不动，为配合主穴增强摩推的作用。摩推的范围超过穴位，有似心脉浮大而散，每穴共摩推100次。

（3）压放。压放的操作是点触到骨的部分（假如是腹部，临时酌情压放，重压感到好，则重压；重压难受，则减轻压力），属于肾，肾为水。手法过程是：一手中指在主穴向下深压，达到骨的部分，然后缓缓地微放到筋的部分。一压一放为1次。手法慢而且重，所以一般只压放5~7次即可。压放的力量在深部，动作且缓，有似肾脉沉而软。在压放的同时，另一手的中指切压住本经的水穴（扶突），作为配穴，以增强压放的作用。

（4）振颤。本手法是与筋的部分接触，属于肝，肝为木。手法的过程是：一手中指在主穴做振颤，先做摇振7~9次，每次摇振一二下，稍停，再做前法，继而做振颤70~90次。摇振或振颤，都要含有弹动性，有似肝脉之弦长。在振颤的同时，另一手的中指切压住本经的木穴，为配穴，以增强主穴的振颤作用。

（5）左右平揉。左右手揉的操作与肌肉接触，属于脾，脾为土。

手法的过程是：一手的中指在主穴做正揉、倒揉各100次，不轻不重地揉而且要力度均匀，有似脾脉之和缓，对慢性胃肠炎较好。如果对风湿性疾病或神经痛，可做稍轻揉和稍重揉。稍轻揉，即肌肉连血脉，这是阳济阴；稍重揉，即肌肉连筋骨，这是阴济阳。稍重揉，即肌肉连筋骨，能止痛，能促进功能的恢复。

4. 井、荥、输、经、合

十二经脉是联系着五脏六腑的，各脏腑则是五行相生、相克、相乘、相侮的，又互相联系的。每一条经脉都有井、荥、输、经、合等五输穴。它们的分布是：手的阴经和阳经，是从手到肘排列着；足的阴经和阳经，是从足到膝排列着。这5个穴的排列与分布，显示了一经脏气与其四经脏气的互相联系。阴、阳经脉的井、荥、输、经、合，在部位上是一致的，如按五行则有区别。所以，手足的阳经，井为金；手足的阴经，井为木。阳井金，从手到肘、从足到膝是：金生水、水生木、木生火、火生土；阴井木，从手到肘、从足到膝是：木生火，火生土，土生金，金生水。

阳井金与阴井木的排列：和十二经脉总的循行起止是一致的。按肺属金，气血循行出于手太阴肺。按肝属木，气血循行最后一经为足厥阴肝。这就是井、荥、输、经、合在每一经以五行排列的主要理论根据。

## 六、其他辅助方法

点穴疗法中的辅助手法，是为了帮助以上几种手法不足的一种局部性手法。分为头部、背部、腹部、四肢、穴位等各个方面。兹就其性能和方法，分别叙述如下：

1. 头部推运法

头部推运时，先令患者坐端正，术者以两手按在患者两鬓部，再以两手拇指由患者的眉心交替上推24次，继由眉棱骨上方，分向两鬓旁推，经两耳上际达头部枕骨下风池穴处。上推时两指尖朝上，推2次；旁推至两鬓处，两指尖相对朝里、向上推至两头角经头维穴向后，推2次。再在发际中线，两拇指侧面相合，指尖朝上，或指尖着于皮肤，一齐点压，随压随移位置，直到百会穴处，压2次。以上推运方法，可以往返推运数次。手力轻、重、快、慢，以患者感到舒适为宜。此法对于头痛、头昏、气上逆、呕吐等症有效。

2. 背部循点法

本法是用拇指在患者的胸椎两侧，即足太阳经的第一侧线、第二侧线，自上而下，先右后左，上轻而下重地点压。这样就有抑制和诱导作用，对于呃逆、呕吐等上冲性症状，最为相宜，为一般内脏疾患的辅助手法。每线可点压8～9次。在点完两侧的第一侧线和第二侧线后，并宜循压脊柱中线。循压两侧足太阳经时，自上约与第1胸椎平，向下点压约至第7胸椎以下。

3. 振颤法

振颤法包括腹部振颤、穴位振颤，以及肩、膝关节等部位振颤。

（1）腹部振颤：用手掌按在患者的腹部，如中脘、神阙、关元穴等处。按着稍停，微做振颤，有止痛作用。振颤几分钟即可。

（2）穴位振颤：用中指点在穴位上，重压穴位的深处，略停，做摇振动作，对风湿性关节痛或神经痛，有止痛作用。

（3）肩、膝关节振颤：用两掌心合按在肩关节，或膝关节的两侧，按上几分钟以后，两手就可同时摇动振颤。此法虽然是局部手法，确有止痛、活血之效。

4. 四肢摇运法

四肢摇运法，如用于上肢，有两种手法。一种是以一手托患者之肘，一手持其手腕，使患者做伸肘和屈肘动作，往返数次；另一种手法是以一手按着患者肩关节，拇指在臑俞穴处，中指压在云门穴处，即拇指在肩关节后，中指在肩关节前；另一手持腕，使患者上举，继而放下，转向后背，或缓慢地做环绕状运动，继续做8～9次即可。

如用于下肢，以一手按于膝盖部，拇指在外侧，食、中等指在内侧；另一手持患者的足掌，使下肢做屈回和伸直的动作，并可做外转伸屈和内转伸屈等动作。次数各以8～9次为适宜。四肢摇运法，主要是针对运动功能障碍症，用之有效。

5. 点压穴法

点压穴法是利用两手或一手的拇指、食指和中指，同时点压着适应证的两个或三个穴位。头部多用此法。在点压着穴位时，指端须做揉压和振颤动作数分钟。

（1）前头痛压穴法：以拇指点压着两攒竹穴，两食指点压着头维穴，两中指点压着太阳穴或丝竹空穴。

（2）偏头痛压穴法：以拇指点压着太阳穴或丝竹空穴，食指点压着头维穴，中指点压着率谷穴。

（3）后头痛压穴法：两拇指齐点风府穴，两食指压着风池穴，两中指压着完骨穴。

6. 切穴法

不论是经穴或是奇穴、阿是穴，都可用切穴法。具体切法是用拇指或食指、中指等指甲，在穴位上切。切穴和压穴不同，一定要注意切穴的部位。如果用力重，容易切破皮肤。除头面手足等处的穴位外，一般最好隔着衣服切。切穴手法的轻重，应根据患者的自觉情况而定。此法，有止痛之效。如切十二井穴与人中穴，对于急救及醒脑有良好的作用。

7. 抖振法

抖振法分为局部抖振法和全身抖振两种。通过抖振，活动了机体组织，能达到舒经络、活血脉的目的。可用于运动功能障碍病症。

抖振法用于手指、上肢、下肢及足趾等部。如做手指和足趾抖振时，术者用一手的拇指和食指，捏住患者的手指前端或足趾端，上下地摇动抖振，使被抖振的关节发生振动活动，连续抖振数次即可。

做上肢抖振时，术者用两手紧握患者的手腕关节部，即两手拇指相靠在患者手背侧的腕关节，其余手指相合在掌侧的腕关节，然后用力抖振，使整个臂部和肩关节受到抖振，连续抖 5～10 次。

做下肢抖振时，术者一手托着患者的足跟，拇指在内踝下照海穴处，其余 4 指在外踝下，使食指适当在申脉穴处；另一手握着足掌，拇指在足掌下涌泉穴处，其余 4 指在足背上，使食指适当在太冲穴处。然后，握足掌的手用力摇振，托足跟的手用力固定，这样就能使整个下肢发生抖振活动，连续抖振 5～10 次。

8. 切摇法

本法的操作，是在手与足的每一条经络的金穴和木穴部位。根据全身气血循环所出为肺金和所入为肝木的理论，每一经的金穴和木穴是气血循环的关键所在。操作手法是：一个手指切住穴位，做环状的摇；另一个手指压住穴位揉，以摇指环绕一圈为1次，共做100次左右。本法具有通关节、活气血的作用。本手法可与其他手法配合，适用于落枕、扭伤等病。

9. 捏穴法

本法主要用于肌肉能捏的部位。操作手法是：用拇指和食指，把穴位上的皮肉捏住提起再放松为1次。一般为100次。本法有宣通活血作用，可用于慢性病。

10. 推颈项法

本法操作是用一个拇指或两个拇指交换推，从风府穴推到大椎穴为1次，共推18次；再从风池穴推到肩井穴，也推18次。

11. 压颈动脉弹人迎法

操作手法：让患者坐在一个方凳上，医者在患者身后，用右手4个手指压在患者的颈动脉处，从上向下移着振颤，有如提抖口袋似的，使物从口袋内向下沉，这样往返操作3次；继而用中指在人迎穴处颤弹3次。这个方法连续做3回。然后，左手4个手指在患者左侧颈部，照右侧操作方法也做3回。

12. 抚背法

操作手法：两手中指重压肩并穴，继压臑俞穴，压穴的同时做振颤动作；继而以拇指从胛背边沿向下抚推到膈关穴处；然后，由膈俞、膈关穴处，两手掌向下抚推到肾俞、志室等穴处，当即变拳着力在这两侧的志室穴处，压住振颤3～5次，为抚背法1次。此法，可做3～4次。

13. 压脊法

操作手法：两拇指相并，用指端从大椎穴向下，一节一节从上往下压，压到阳关穴处为1次。此法可压2~4次，适用于高血压患者。

另一压脊法：用两拇指在患者患侧的腰椎边沿压，如腰椎间盘脱出症。脱出的大部分在第3、4腰椎部位，压时即在第3、4腰椎上下往返分压十数次。

14. 按住分绷法

此法专用于腰椎间盘脱出症，操作手法：医者一手掌按在第5腰椎以下患侧部位，另一手掌按在第2腰椎以上患侧部位，两手掌用力按住，同时向上下分绷为1次。此法，可做50~100次。

15. 举摔法

此法专用于腰椎间盘脱出症。操作手法：让患者蹲下，并使患者两手向上抱头成固定姿势；医者从患者后边，用两臂从腋下伸向前方，两手由前向上相搭于患者的颈椎部；这时医者全身力量与姿态保持固定，继而起身挺立，患者亦随着医者上举，在这挺立上举的时刻，一定事先告知患者保持蹲地姿势，这样就能使患者两脚离地；医者即时由上举，变为下摔，举摔过程可连续做1~2次。在这上举下摔的过程中，患者的腰椎部位，就形成牵引过程。患者的抱头固定与医者举摔的用力固定，目的是防止患者颈椎发生扭闪。

16. 禁忌证与注意事项

（1）患者精神极度紧张或极度疲劳的时候，应休息30分钟。这样，就可缓解紧张，恢复疲劳，有利于点穴的疗效。

（2）患者饭后和饭前，不能用重手法。否则容易使患者趋于疲劳。饭后点穴，须相隔30分钟。

（3）患者过饥过饱，不点穴，否则有害。

（4）患者在惊恐、愤怒时，禁忌点穴。

（5）凡是远路而来的患者，须休息 15 分钟，再给点穴。遇到急救，可以灵活运用。

# 第五章　四季要点

中医养生很重视顺应天地自然界的运动变化，人体须与自然界保持高度的和谐、协调、统一，这样才有可能保持健康长寿。正如《素问·四气调神大论》所说："阴阳四时者，万物之终始也，死生之本也，逆之则灾害生，从之则苛疾不起，是谓得道。"《素问·四气调神大论》又指出：春三月要"夜卧早起，广步于庭"；夏三月要"夜卧早起，不厌于日"；秋三月要"早卧早起，与鸡俱兴"；冬三月要"早卧晚起，必待日光"。只有顺应天地四时阴阳变化进行起居作息，才能使机体阴阳气血与天地阴阳变化保持一致，做到"顺四时而适寒暑"。下边介绍春夏秋冬四季各个时节点穴养生。

## 一、春季点穴

俗话说："一年之计在于春。"因此，我们一定要做好春季的保健养生，为一年的健康打下基础。春天是万物生长的开始，人类顺应自然变化，养生应重在"除旧生新"。同时，春季气温逐渐升高，人体新陈代谢由低潮开始复苏，提高新陈代谢是春季养生的重要环节。

春季，是一个舒展胸怀、激发情志的季节，在一年当中是非常重要的一个开端。但是，如果在春季过于生发，人会患上很多疾病。同时，早春时节，春风吹来，如果过早脱去冬装，“风邪”能长驱直入人体，可侵犯皮肤、肌腠、关节和脉络，诱发多种疾病。

在早春时节应重视防风御寒，根据天气变化和个人体质状况，适时增减衣服，遵循“春捂秋冻”的规律，除了注意防寒、防风保暖，在日常生活中可以选择点按有助于通经活络、调和气血、平衡阴阳的穴位以抵御疾病。

春季多风，而风邪是春季疾病外感因素的主要因素，它可能引发各种传染性、流行性疾病，如感冒、白喉、猩红热、麻疹、流脑、水痘、扁桃腺炎、肺炎等，所以春季要谨防流行病。春季是冬夏转换交替的季节，冷暖气流互相交争，时寒时暖，乍阴乍晴，天气变化无常；气候的不稳定，使那些对气候敏感的人会产生许多不适应，对此，敏感之人要注意起居调摄。

春气内应肝，阳气升发，肝气、肝火易随春气上升，而肝阳旺盛，易导致高血压、眩晕、肝炎等疾病。肝气旺盛也使得人的精神情绪随之高昂亢进，使原有精神分裂症、躁狂症等疾患的人易因天气的变化而出现激愤、骚动、暴怒、吵闹等症状。

外界气候变化对人体气血有显著影响，如天寒时气血凝滞沉涩；天热时气血畅通易行。春天，气候变暖，气血活动也随之加强，人体新陈代谢活跃起来。对此变化，健康的人能够很快适应，体弱多病者以及老人和孩子则易产生不适应症状，使旧病复发或病情加重，因此春季在疾病的防治上要早做准备。

1. 面部按摩，提神醒脑

春季，万物生发，本该是人们精神焕发的时节，可是有些人总想睡觉，总犯困。在这里，向大家介绍一套简单易行的面部按摩法，有助于提神醒脑、预防春季病。当困倦的时候自己不妨做一下，有提神醒脑开窍的作用。

（1）两手拇指点按住太阳穴，其余4指弯曲，以食指弯成的“C”字形的桡侧（靠近拇指的一面）刮前额（图5－1），从额头正中刮到太阳穴为止，每刮完一次向上移动一些，从眉毛上方开始，一直刮到前发际（额头和头发交界处），如此重复的从下往上刮额头3次。最后再用拇指点揉太阳穴，左手顺时针，右手配合，揉10次，轻重度以略感到酸胀为宜。

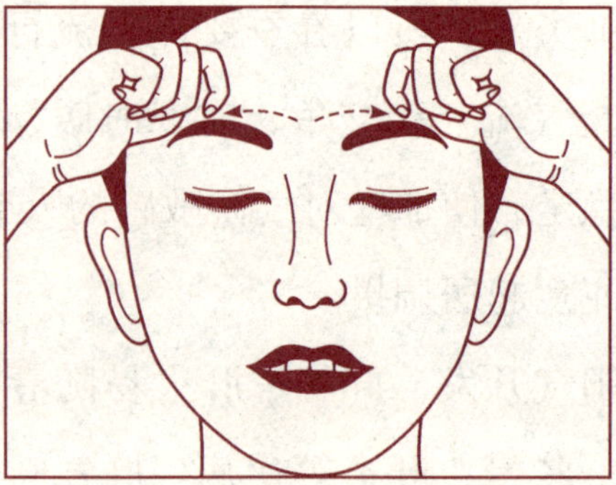

图5－1

（2）两手拇指按住耳垂下方和面部交接的地方，两手同时沿下颌的棱线点揉，左手顺时针方向，右手配合，轻重度以略感到酸胀为宜，一直揉至下颌角（图5－2）。最后以一手的拇指和食指夹住下颌，提捏下颌上方的肌肉，捏3下，如此为1次，重复3次。

（3）两手大鱼际按住两颧骨下方的凹陷处，做大幅度画圈样的点揉（图5－3），左手顺时针方向，右手配合，同时牙关略开，上下颌放松，有脸部的肉随手的按揉收入口腔内的感觉，揉10圈，停约5秒，再重复揉，反复3次。

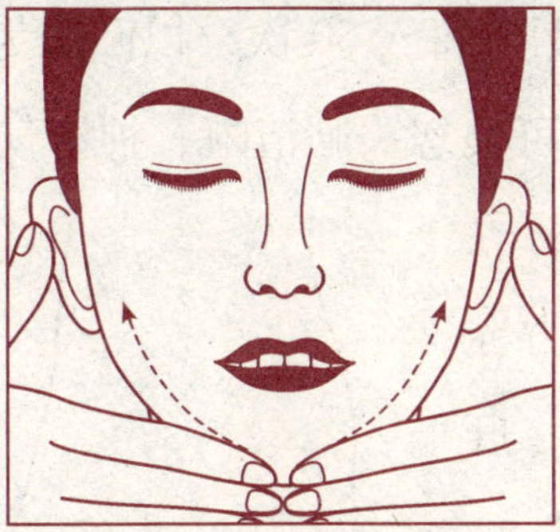
图 5 –2

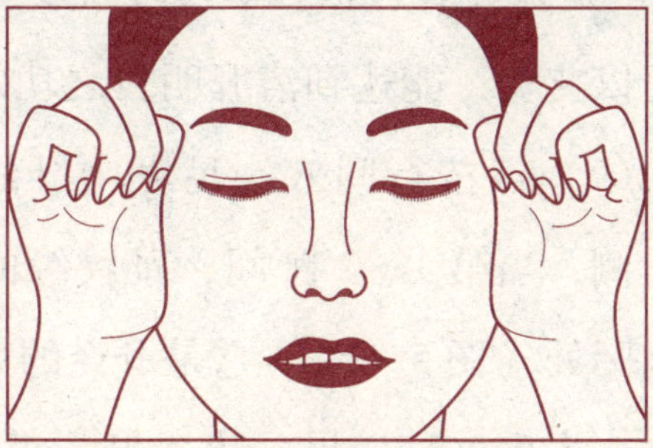
图 5 –3

（4）将两手掌搓 10 余下至略发热，再用手掌“洗脸”，先从下到上，再从上到下，如此反复 10 次（图5 –4）。做以上按摩动作时最好闭眼进行。

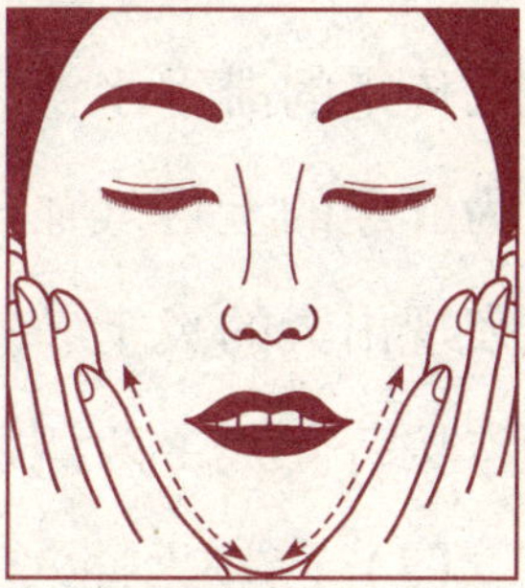
图 5 –4

2. 点按穴位，养肝养生

春天五行属木，而人体的五脏之中肝也是属木性，因而春气通肝。在春天，肝气旺盛而升发，人的精神焕发。如果肝气升发太过或是肝气郁结，都易损伤肝脏。因此，顺应天时变化，对自己的日常饮食起居及精神摄养进行相应调整，“未病先防，有病防变”加强对肝脏的保健。

这里特别介绍几个点按穴位，来养肝养生：

（1）点按大敦穴：大敦穴是足厥阴肝经的第 1 个穴位，它在大脚趾内侧的趾甲根旁边（图 5 –5）。“敦”是厚的意思，“大敦”就是特别厚。大敦穴又是井穴，

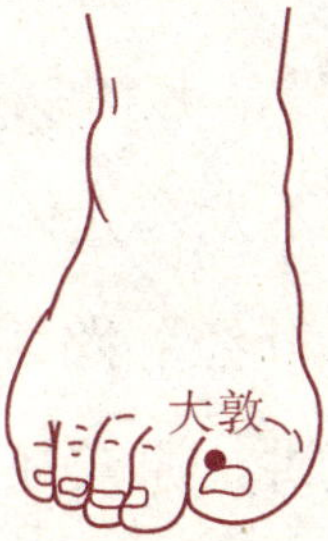

图 5 –5

“井”是源头的意思。本穴可以点按，两侧每穴50次，以酸胀为度。也可以艾灸，能达到清肝明目之功效，可使您头脑清晰、神清气爽。

（2）点按行间穴：足厥阴肝经穴，在足背侧，当第1、2趾间，趾蹼缘的后方赤白肉际处（图5-6）。它是肝经的荥穴，肝属木，木生火，如果肝火太旺，就泻其火。本穴物质为大敦穴传来的滞重水气，至本穴后，水湿冷降而成为地部经水，水量极小，故为肝经荥穴。本穴属火。属火是指本穴气血运行变化表现出的五行属性。大敦穴传来的滞重水汽，至本穴后，大部分滞重水湿冷降归地而不能成为肝经的上行气血，只有小部分水湿吸热胀散而上行，此部分气血表现出火的炎上特征。本穴位平肝泄热，安神除烦之功。用大拇指点按行间穴，两侧每穴50次，以酸胀为度。

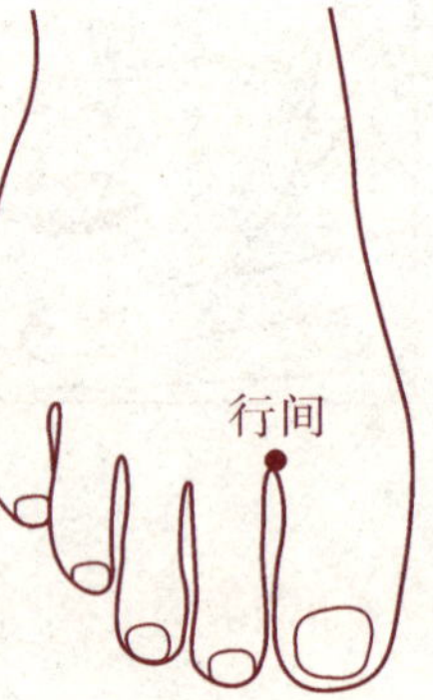

图5-6

（3）点按太冲穴：太冲穴是足厥阴肝经穴，在足背侧，当第1跖骨间隙的后方凹陷处（图5-7）。本穴是肝经的火穴，点按能够把肝气肝火消散掉。中医认为，肝为“将军之官”，七情属怒。生气指的就是发火，或郁而不发。人体能量在“怒”时，往往走的是“肝经”路线。太冲是肝经的原穴，从理论上讲，原穴往往调控着该经的总体气血。肝为人体重要的器官，而太冲犹如保护肝的将军，时时保护着我们的身体，而且是有求必应。当我们感到头晕脑胀（如高血压），点揉太冲可起到使人神清气

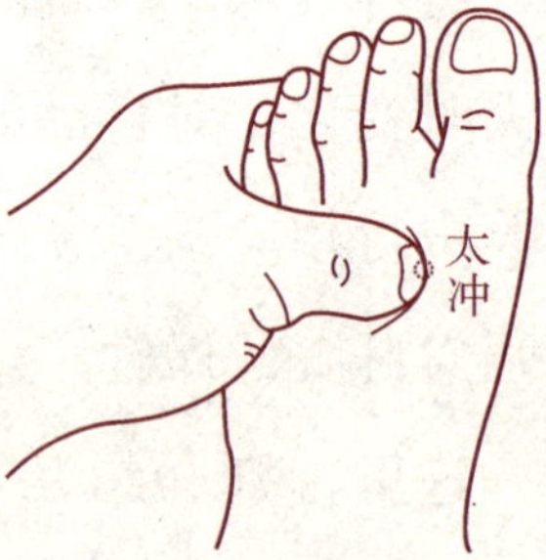

图5-7

爽的功效。当我们怒气冲天时，点揉太冲穴有使心平气和的作用。所以通过点揉太冲穴，两侧每穴 50 次，局部以酸胀为度，可治疗失眠；太冲穴也是治疗各类肝病的特效穴位，具有降血压、平肝清热、清利头目之功。

（4）点按大陵穴：大陵穴是手厥阴心包经的输穴和原穴，在腕掌横纹的中点处，当掌长肌腱与桡侧腕屈肌腱之间（图 5－8）。大陵穴是治疗精神神志疾病的临床要穴，可以运用于缓解心绞痛、心慌等症。当你被激怒的时候，用拇指用力点按着这个穴，慢慢闭着眼睛自然呼吸，随即心情就平静了。如果人心情平静了，一瞬间的怒气也就消失了，这是抑怒养生的一个很好的方法。两侧每穴 50 次，局部以酸胀为度。

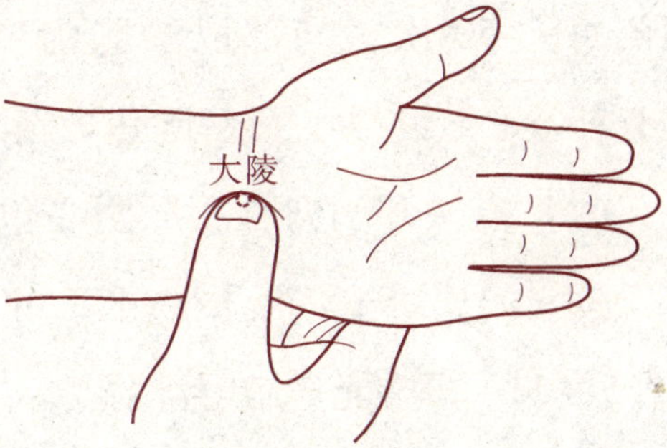

图 5－8

（5）点按极泉穴：极泉穴位于腋窝中央（图 5－9）腋动脉搏动处，是治疗心脑系统疾病的穴位。在实在愤怒的时候，用中指点极泉穴，使劲按，用力按，神态保持平静，右手按左侧的极泉穴，左手按右侧的极泉穴，自然呼吸，使劲揉动，两侧每穴 50 次，局部以酸胀为度。

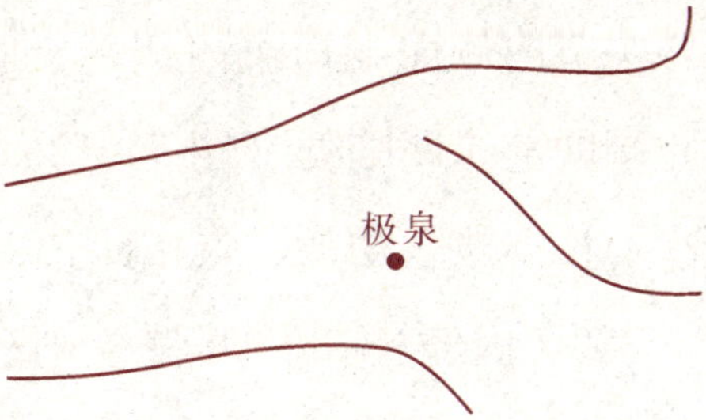

图 5－9

（6）点按神门穴：神门穴是手少阴心经的穴位之一，位于腕部，腕掌横纹尺侧端，尺侧腕屈肌腱的桡侧凹陷处（图5－10）。主治心病、心烦、惊悸、怔忡、健忘、失眠、癫狂痫、胸胁痛等疾病。点按神门穴，两侧每穴50次，局部以酸胀为度，具有补益心气之功，可解除焦虑情绪。

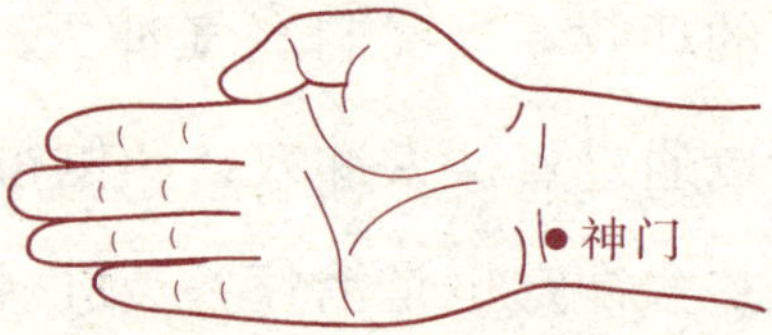

图5－10

（7）点按郄门穴：手厥阴心包经郄穴，在前臂掌侧，当曲泽穴与大陵穴的连线上，腕横纹上5寸，掌长肌腱与桡侧腕屈肌腱之间（图5－11）。功能：疏导水湿。主治：心痛，心悸胸痛，心烦。点揉此穴3～5分钟，即可达到治疗目的。

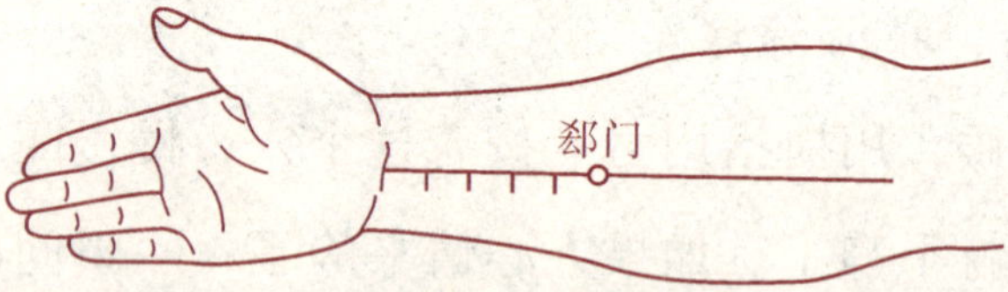

图5－11

（8）点按曲泉穴：曲泉穴是足厥阴肝合穴。在膝内侧，屈膝，当膝关节内侧面腘横纹内侧端，股骨内侧髁的后缘，半腱肌、半膜肌止端的前缘凹陷处（图5－12）。足厥阴肝经的合（水）穴，有清肝火、祛湿热之功效。点按此穴3～5分钟，即可达到治疗目的。

《黄帝内经》曰“肝气虚则恐”，中医讲的是肝气功能低下的人，容易产生恐惧感，同时指出“心气虚则悲”，这是说心脏功能低下者精神上易出现悲哀的情绪。中医认为，阳虚进一步发展为气虚，故而阳气不足者常表现出情绪不佳，易于悲哀，故必须加强精神调养，要善于调节自己的情感，除忧悲、防惊恐和喜怒，消除不良情

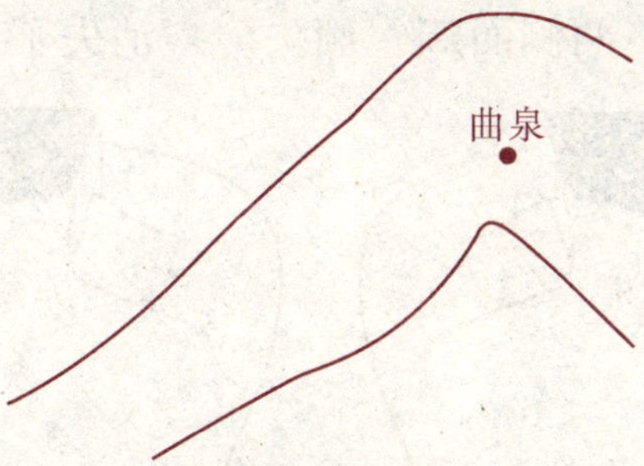


图5－12

绪的影响。

3. 点穴去痘

由于春季体内阳气生发，脸上长青春痘的人越来越多。一些忙于考试的人，连续好几个晚上看书一看就是凌晨一两点钟，晚上再吃点甜点心，吃完了才休息，想不到不知不觉脸上发出一颗颗的“红豆”来，开始没注意，以为一两颗痘痘很快会自己消退下去，结果早上一照镜子满脸的痘痘，有几颗渗着一点点脓液，整张脸也变得有些红了，复习时间浪费了不说，脸上一脸的青春痘更是扰得睡不好觉吃不下饭。因此，春季时常熬夜对皮肤有很大损害。对付痘痘可以用点穴疗法。

（1）方法一：

1）取穴：大椎（后正中线上，第7颈椎棘突下凹陷中）、肺俞（第3胸椎棘突下，旁开1.5寸）、膈俞（第7胸椎棘突下，旁开1.5寸）、肝俞（第9胸椎棘突下，旁开1.5寸）、胃俞（第12胸椎棘突下，旁开1.5寸）（图5－13）。

2）具体操作：用食、中二指点按上述穴位，点按100次左右，操作5～10分钟，肌肤微微发红，感觉酸困为宜。每周做4次，这样点按穴位 1 个月，两侧面颊、额头痘痘消失了，皮肤红润光滑。

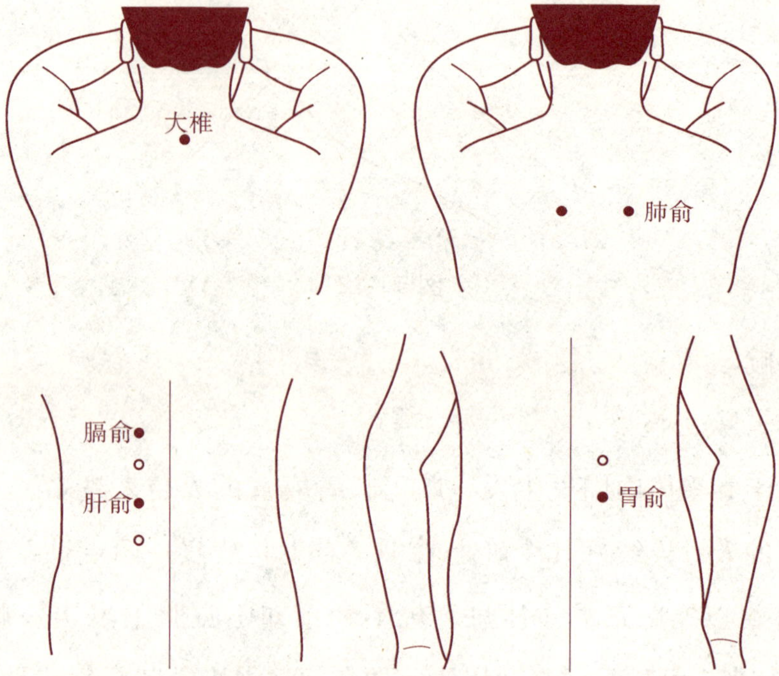


图 5－13

（2）方法二：也可以点按曲池（手阳明大肠经穴，在肘横纹外侧端，屈肘，当尺泽与肱骨外上髁连线中点，图 5－14）。曲池为手阳明大肠经的合穴。大肠与肺相表里，肺主皮毛，故本穴有疏散风热、解表散邪之功，可解全身之表邪，具有走而不守之性。本穴不但能疏散表热，还能清解里热，具有清热解毒、凉血祛风、消肿止痛之功。拿按曲池方法：一手拇指按在另一侧的曲池穴上，其余 4 指附于肘下，由轻渐重按拿 30～40 次。

4. 阳虚体质点按法

春为四时之首，万象更新之始。正如《黄帝内经》里所说："春三月，此谓发陈，天地俱生，万物以荣，夜卧早起，广步于庭，

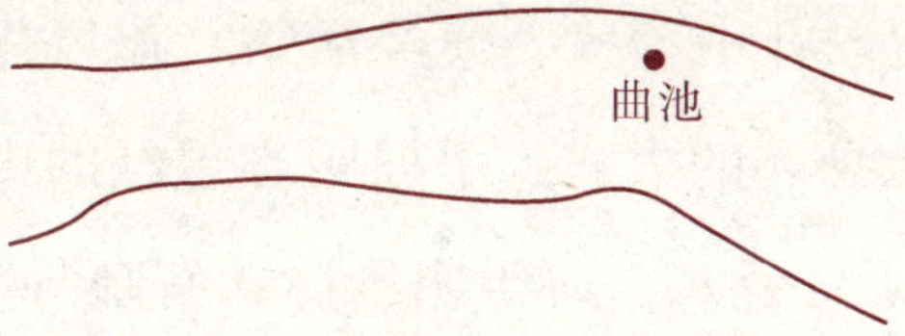


图 5－14

被发缓形，以使志生，生而勿杀，予而勿夺，赏而勿罚，此春气之应，养生之道也。逆之则伤肝，夏为寒变，奉长者少。”意思是说，当春归大地之时，冰雪已经消融，自然界阳气开始升发，万物复苏，柳丝吐绿，世界上的万事万物都出现欣欣向荣的景象。“人与大地相应”，此时人体之阳气也顺应自然，向上向外疏发。简言之，春季养生，一是养生，二是养阳，三是护肝。

阳虚体质的人体质特点：形体白胖或面色淡白无华、平素怕寒喜暖、四肢倦怠、小便清长、大便时稀、唇淡口和、常自汗出、脉沉乏力、舌淡胖。其人患病则易从寒化、可见畏寒蜷卧、四肢厥冷，或腹中绵绵作痛、喜温喜按；或身面浮肿、小便不利；或腰脊冷痛、下利清谷；或阳痿滑精、宫寒不孕；或胸背彻痛、咳喘心悸；或夜尿频多、小便失禁。养生原则为温阳祛寒，温补脾肾。《素问·举痛论》载有：“寒气客于背俞之脉……故相引而痛，按之则热气至，热气至则痛止矣。”可应用点法、按法治疗。

（1）取穴：脾俞（第 11 胸椎棘突下，旁开 1.5 寸），有健脾和胃，利湿升清之功。胃俞，有和胃健脾，理中降逆之功。任脉的中脘（脐上 4 寸），又为脾的募穴，八会穴之腑会，具有和胃健脾、降逆利水之功用。足阳明胃经的足三里（外膝眼下 3 寸，距胫骨前嵴 1 横指处）为胃的下合穴；点按足三里有调节机体免疫力、增强抗病能力、调理脾胃、补中益气、通经活络、疏风化湿、扶正祛邪的作用，是一个强壮身心的大穴。手厥阴心包经的内关，为手厥阴心包经的络穴，八脉交会穴，通于阴维脉，有疏导水湿、宁心安神、理气镇痛的作用。

（2）具体操作（图5－15）：

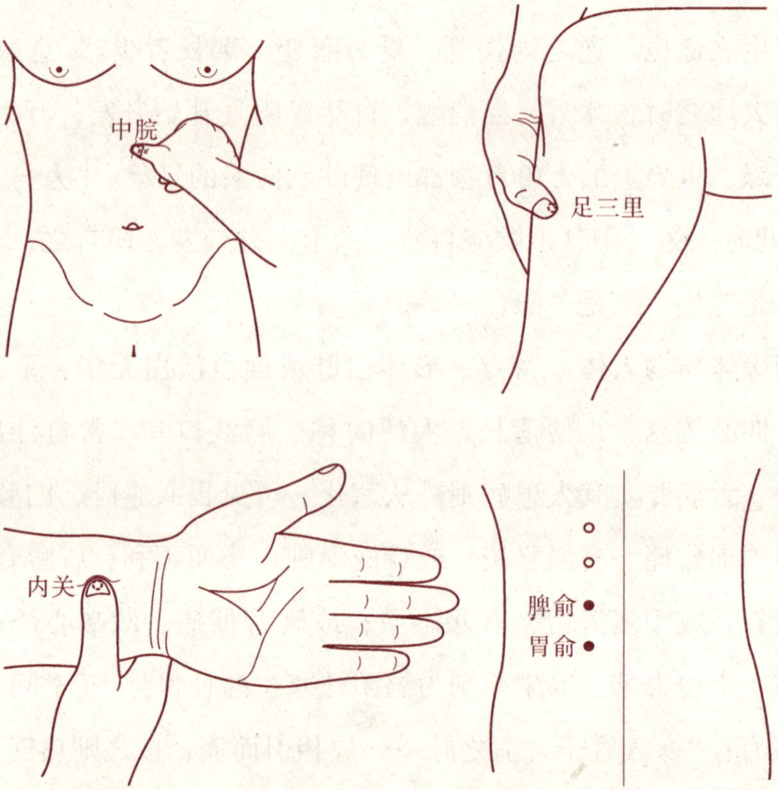


图5－15

1）仰卧，顺时针点按中脘、足三里，各50～100次，以局部酸胀为度。

2）再点按内关1分钟，以酸困为宜。

3）俯卧，点按脾俞、胃俞，以局部酸胀为度；可起到温煦经络的作用。

## 二、夏季点穴

夏季是阳气最盛的季节，气候炎热而生机旺盛。此时是新陈代谢旺盛的时期，阳气外发，伏阴在内，气血运行亦相应地旺盛起来，活跃于机体表面。

夏季养生重在精神调摄，保持愉快而稳定的情绪，切忌大悲大喜，以免以热助热，火上加油。俗话说“心静自然凉”，可达到夏季养生的目的。

夏季多发疾病、常见疾病，大都当即发作，故有“六月债，还得快”之说。另外，某些冬季常发或特别严重的病，其致病因素往往产生于夏季，只是由于夏天天气炎热、气温过高没有立即发作而潜伏在体内，一旦到了冬季天气寒冷时便会发作或转为严重，如慢性支气管炎、哮喘等。

1. 点穴防哮喘

针对夏季疾病，祖国医学中，“冬病夏治”疗法对人们防病治病及养生有重要的意义。冬病夏治是中国传统医学的一个重要特色，就是利用夏季气温高，机体阳气较为充沛的有利时机，调整人体阴阳平衡，使一些宿疾得以恢复。

中医理论讲的是阴阳五行，“天人一体”。祖国医学认为“人与天地相参，与日月相应”及“一体之羸虚，消息皆通于天地”。也就是说，季节的变化直接影响到人的健康。《素问·阴阳应象大论》中说：“阴盛则阳病，阳盛则阴病。”说的是阴阳的对立或失去协调、平衡，就会导致疾病的发生。另外，所谓“将病之病”就是这种现在虽然未发，却在将来某个时候必发的疾病。那就要在未发之时，赶快祛除其必发的条件——主因或诱因。针对哮喘，可以在本病未发生之时给予预防，中医有独特的点穴疗法。

（1）取穴：大椎、风门、肺俞、膻中、定喘（图5-16）。

大椎穴属督脉穴，位于第7颈椎棘突下凹陷中，为六阳之会，有解表通阳、清脑宁神之功。风门穴，属足太阳膀胱经的经穴，位于第2胸椎棘突下，旁开1.5寸，有宽胸理气、祛风解表之功效。肺俞穴，属足太阳膀胱经穴。位于第3胸椎棘突下，旁开1.5寸，有宣肺升阳，止咳平喘之功。膻中，任脉穴。位于前正中线上，平第4肋间，两乳头连线的中点（男性）。心包募穴，八会穴之气会，有宽胸理气之效。定喘穴，经外穴，在背部，位于第7颈椎棘突下，旁开0.5寸，为平喘要穴。

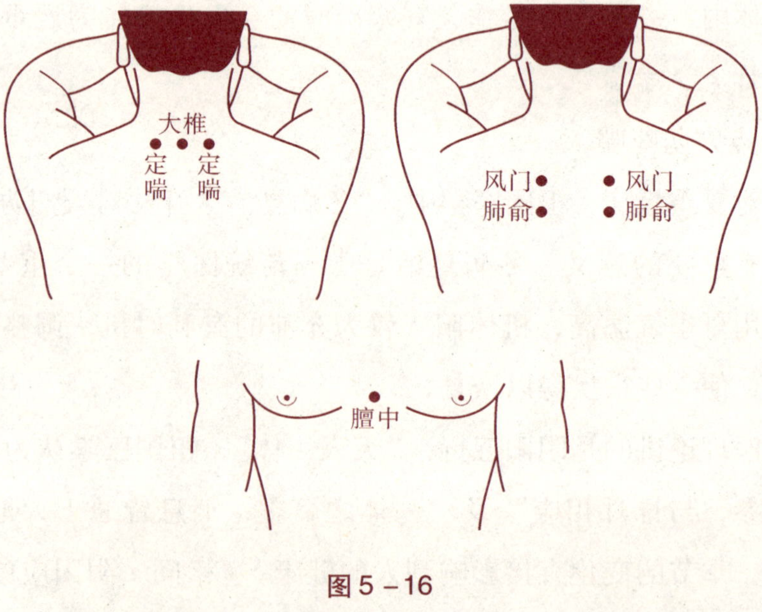


图5-16

（2）操作方法：以上穴位每个点按40次，以酸胀为度；也可以运用以上穴位，施以针灸配合拔罐疗法，起到理气平喘、祛邪外出之功效。

2. 点穴防治中暑

炎热的夏季，人们会遇到中暑昏迷晕倒的情况，一般人都知道，这时要掐人中。人中最大的一个作用就是急救，抗休克。中医讲“天施人以五气，天气通于鼻；地施人以五味，地气通于口”。

人中在面部，当人中沟的上1/3与中1/3交点处（图5－17）。用大拇指指甲盖边缘的部位，顶在人中，用力地掐按；也可以用大拇指和食指同时用力掐，给予人中一个强刺激。操作方法正确，可以让人很快苏醒过来。

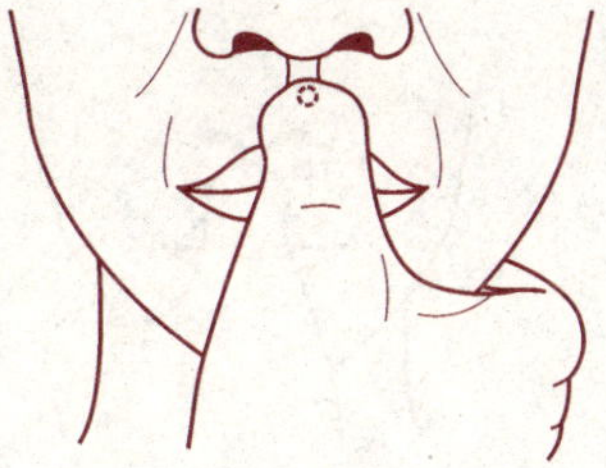
图5－17

另外，中暑（俗称发痧）也可以用点按法（图5－18）：

（1）点按合谷穴（手背第1、2掌骨之间，约平第2掌桡侧骨中点处）、内关穴（腕横纹上2寸，掌长肌腱与桡侧腕屈肌腱之间）、人中穴（在面部，人中沟的上1/3与中1/3交点处），以醒为度。

（2）拿委中穴（在腘窝横纹中央）、点按足三里穴（外膝眼下3寸，距胫骨前嵴1横指处）1分钟。

（3）待其醒后取坐势，再点按风池穴15～20次。如果胸闷则横擦胸部以热为度。

（4）最后拿肩井穴15～20次。

3. 点穴治胃不适

夏季人们贪凉，吃冷饮、喝冰镇啤酒，有时会引起胃痉挛。这时可点按梁丘穴。患者坐位，两手拇指端交替着力，分别点按髂前

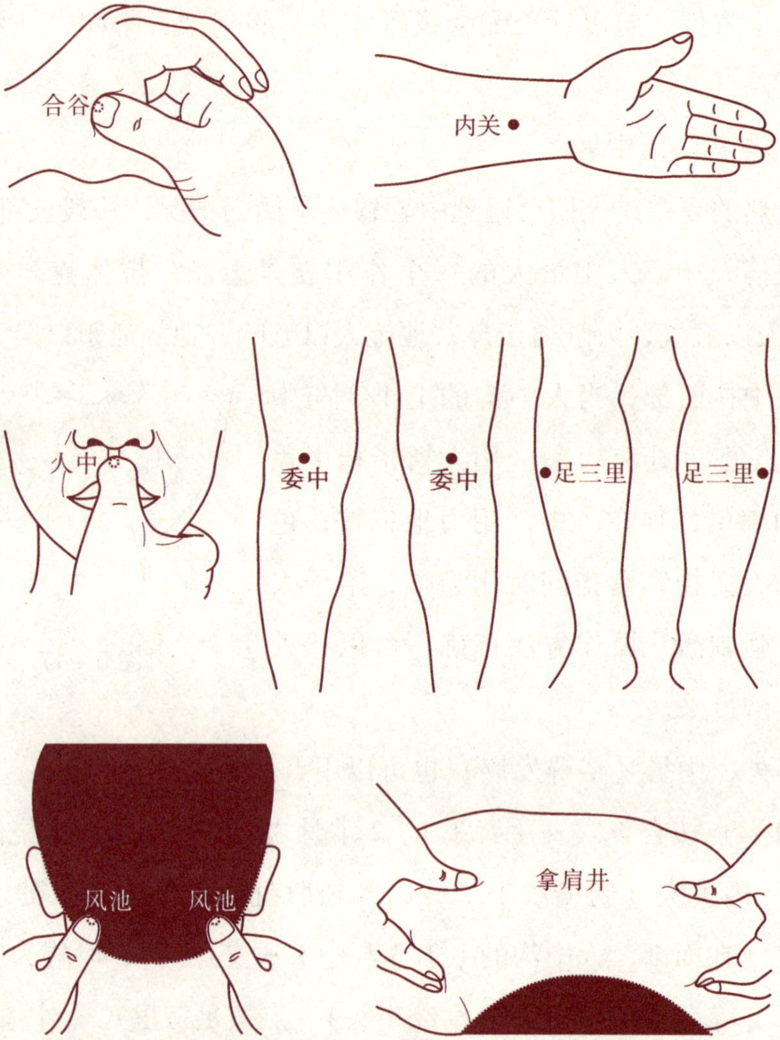


图 5－18

上棘与髌底外侧端的连线上，髌底外缘上 2 寸凹陷处的梁丘穴（图 5－19），反复点按两侧，每穴各约 1 分钟，以酸胀为度。

按梁丘止痛，不仅仅是对于胃痉挛引起的疼痛有效，对于一般的胃痛也有效果。但是要注意，对于不明原因的经常性疼痛，在止痛之后要及时去医院做相关检查。

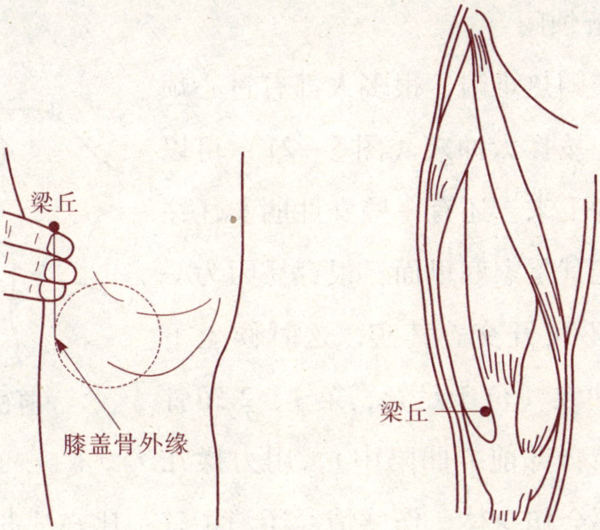


图 5－19

还有，一些人经常犯胃痛，痛起来非常剧烈，药物也难以缓解。点按足三里穴缓解胃痛，然后点按胃经的伏兔穴（图 5－20），2 分钟后，胃部疼痛就会停止。

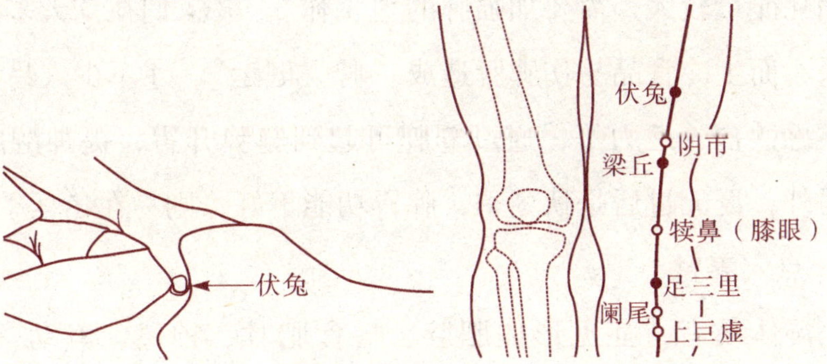


图 5－20

胃痛找“足三里”，这是很常见的方法，不足为奇。但循着胃经上行，找到伏兔穴。这就是中医讲的“离穴不离经”，在这条经络上的穴位，就有治疗该病的作用。

4. 点穴解烦闷

夏季天气闷热难耐，很多人都有过心烦意乱的经历，按揉太冲穴（图5－21）可以让人心情平静下来。还有一些女性朋友往往容易生气，尤其是家庭里面，很容易因为一点小事闹得不可开交。其实，这时候坐下来，点按太冲穴（位于足背，第1、2跖骨间，跖骨底结合部前方凹陷中），用力揉几下太冲，既不会伤身体、伤感情，还消了气，比在那儿吵架不知道好多少倍。

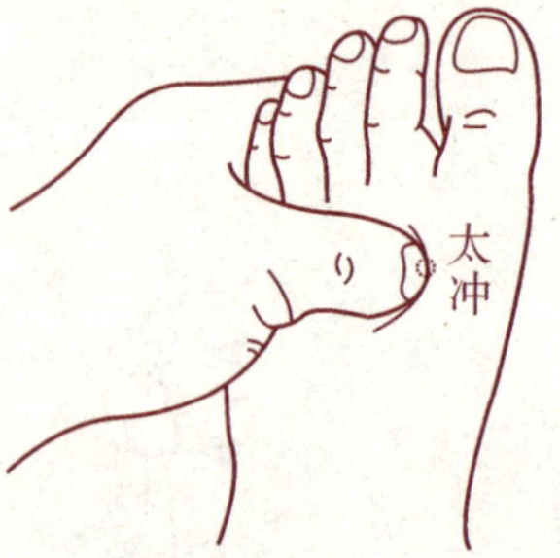

图5－21

5. 点穴养脾

夏天还要特别注意养脾，①脾位于人体中部，按中医学所划分的季节，长夏在五行中为土，所以，有“脾是长夏”之说。②夏天人体消耗能量较大，需要加强脾的“工作”。③人们在夏天多食冷饮和瓜果，而生冷食品易伤脾肾造成“脾失健运”。④不少人易在夏天出现不思饮食、乏力等，通过养脾可起到健脾开胃，提神醒脑的作用。另外，夏天过后是秋冬季，脾胃功能不好，则易在冬秋季生病。

6. 点穴养肾

痰湿体质者，症见形体肥胖、嗜食肥甘、神倦、懒动、嗜睡、身重如裹、口中黏腻，或便溏、脉濡而滑、舌体胖、苔滑腻。对于痰湿体质的人，可以进行摩腰补肾手法（图5－22）。

（1）方法一：如图所示（图5－22）。

1）坐位，宽衣，将腰带松开，双手相搓，以略觉发热为度。

2）再将双手置于腰间，上下搓摩腰部，直到腰部感觉发热为止。

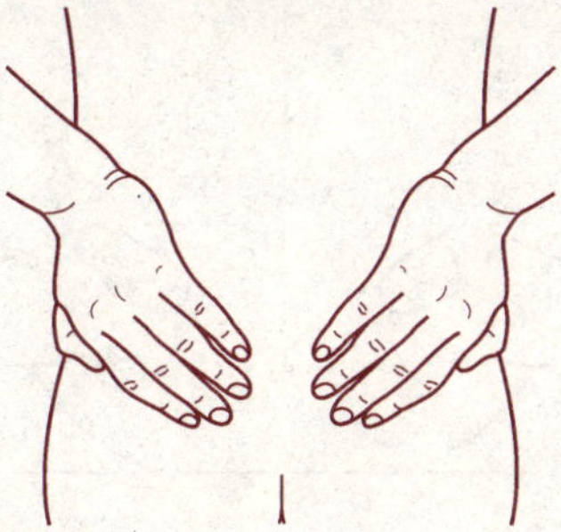

图 5-22

搓摩腰部，实际上是对腰部命门穴、肾俞、气海俞、大肠俞，胃俞，同时对足三里、阴陵泉、水分、神阙等穴自我按摩，直至发热为止，可起到疏通经络、行气活血、温肾壮腰的作用。

（2）方法二：

也可按摩腰眼部位，能温煦肾阳、畅达气血，促进肾脏排泄。具体按摩方法如下：

1）双手对搓发热后，紧按腰眼处（腰眼位于第 4 腰椎棘突下，旁开 3.5 寸凹陷处），稍停片刻，然后用力向下搓到骶尾骨部（图 5-23）。每次做 50～100 遍，早晚各 1 次。

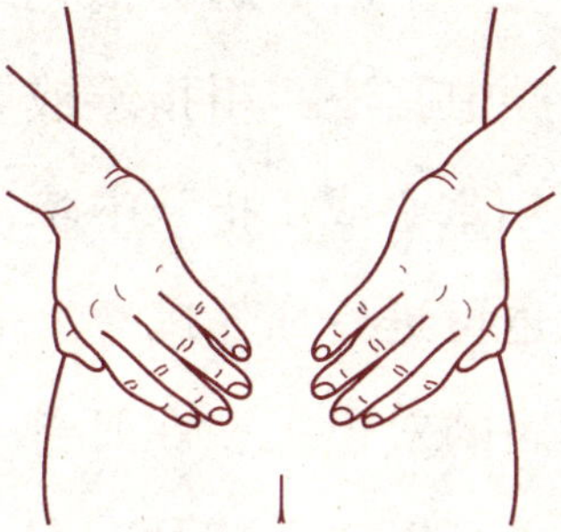

图 5-23

2）双手轻握拳，用拳眼或拳背旋转按摩（图 5-24），每次 5 分钟左右。

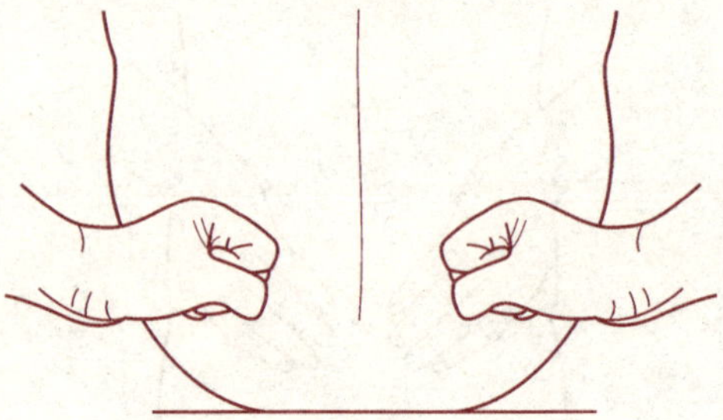

图 5－24

3）点按丰隆。丰隆，足阳明胃经络穴，位于外踝尖上 8 寸，条口穴外 1 寸，胫骨前嵴外 2 横指处（图 5－25）。丰隆具有调和胃气、祛湿化痰、通经活络、补益气血、醒脑安神等功效，被古今医家所公认为治痰之要穴。常吃辣的甜的，“肥甘厚腻”，会困住脾胃，湿就会排不出去。

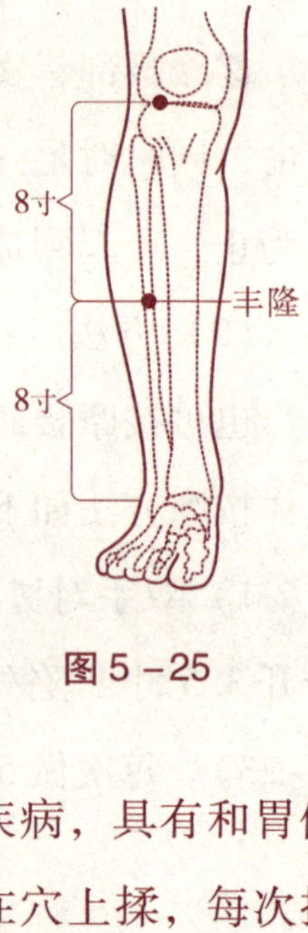


图 5－25

4）揉摩中脘。中脘，任脉穴。在上腹部，前正中线上，脐中上 4 寸（图 5－26）。脾的募穴，八会穴之腑会。此穴的主治疾病为消化系统疾病，具有和胃健脾、降逆利水之功用。揉中脘法：用指端或掌根在穴上揉，每次揉 2～5 分钟。摩中脘法：用掌心或 4 指摩中脘，5～10 分钟。

（3）方法三：当然也可进行耳部按摩。中医学认为，肾主藏精，开窍于耳，医治肾脏疾病的穴位很多在耳部。所以，点按双耳穴位可以达到助肾的目的。也可以双手拉耳，左手经过头顶牵拉右耳朵向上数十次，然后用右手从头顶过，牵拉左耳数十次。

痰湿体质的人，究其原因，首先是脾胃虚弱，居处低湿，还有饮食习惯。针对痰湿体质的人，住处不宜阴冷潮湿，阴雨天避开湿

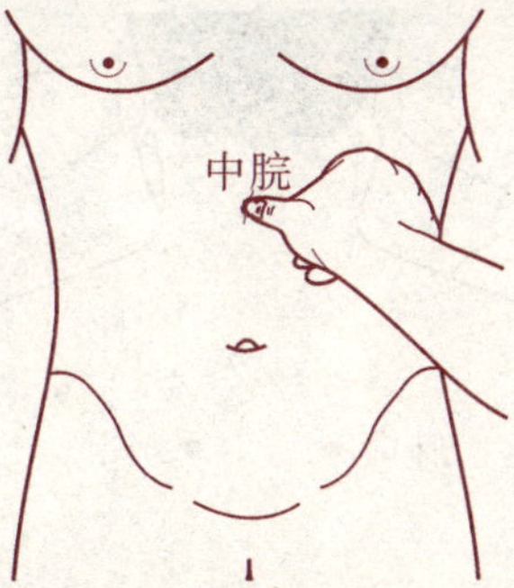


图 5－26　揉摩中脘

邪；多运动，晒太阳；少食肥甘厚味和饮料酒类，每餐不宜过饱。同时，可坚持长期体育锻炼，散步、慢跑、打球、游泳、练武术、做八段锦、做五禽戏，以及跳各种舞蹈，均可选择。

## 三、秋季点穴

1. 点按肺俞补虚清热

秋天气候特点是初秋湿热较甚；白露后雨水减少，气候干燥，昼热夜凉；寒露后，天气很快变冷。入秋以后，空气干燥，中医把这种气候特点称为“燥”。燥病的特征就是出现各种干燥的症状表现。“燥”作为秋季最主要的气候特点，秋季最容易引起呼吸道疾病的发生。中医学认为“燥易伤肺”“燥易耗人津液”，使人鼻干、咽燥，从而使呼吸道黏膜上皮纤毛运动紊乱、功能失调，人体防御能力下降，抵抗力减退，给病原微生物提供了可乘之机。根据秋天的发病特点，我们在秋天里应做如下保健，点按肺俞穴（位于第 3 胸椎棘突下，旁开 1.5 寸），可调补肺气，补虚清热。点按肺俞穴（图 5－27）操作方法。两穴每次 2～3 分钟，至局部有酸胀感为度。

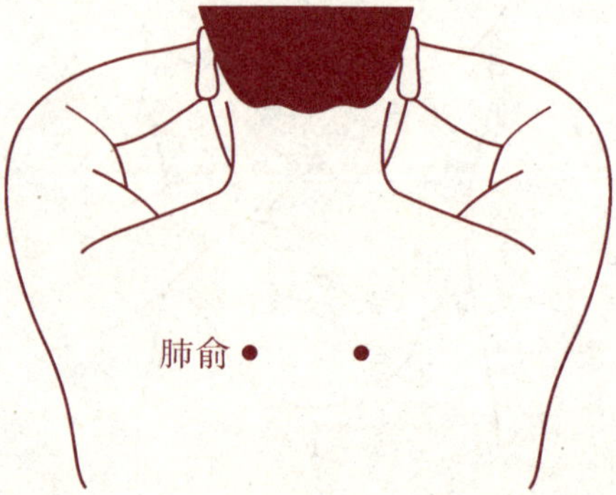


图 5－27

2. 点穴防治便秘

秋季里，人们经常会有嗓子疼痛的现象，嗓子疼是因为上火，体内的热毒过剩，其实，还有一种表现那就是便秘；便秘对中老年朋友健康危害较大甚至会有生命危险。因此，我们应该在日常生活中加强对便秘的预防和治疗。下面为您推荐几种自我点穴预防和治疗便秘的方法，您不妨亲自试试，相信能起到意想不到的效果。

（1）点揉天枢穴：本穴属于足阳明大肠经穴，肚脐旁开 2 寸（图 5－28），有调肠胃、健脾理气之功效。仰卧于床上，用中指指腹放在同侧的天枢穴上，中指适当用力，顺时针点揉 1 分钟，每侧 1 分钟，共 2 分钟。

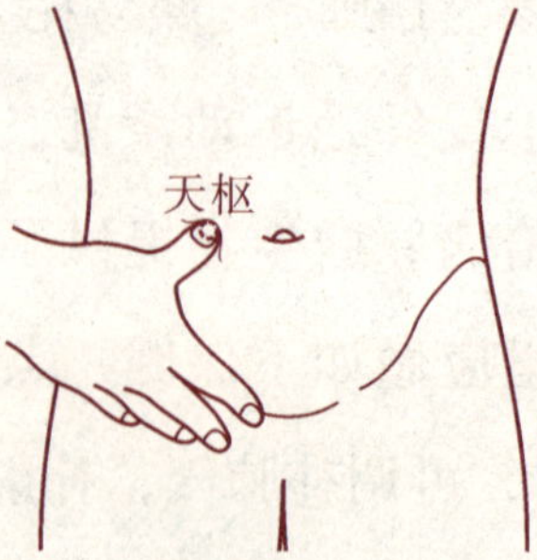


图 5－28

（2）点揉关元穴：本穴属于任脉穴位，前正中线上，脐下 3 寸（图 5－29）。可培元固本、补益下焦。仰卧于床上，用一手中指指腹放在关元穴上，适当用力点揉 1 分钟。

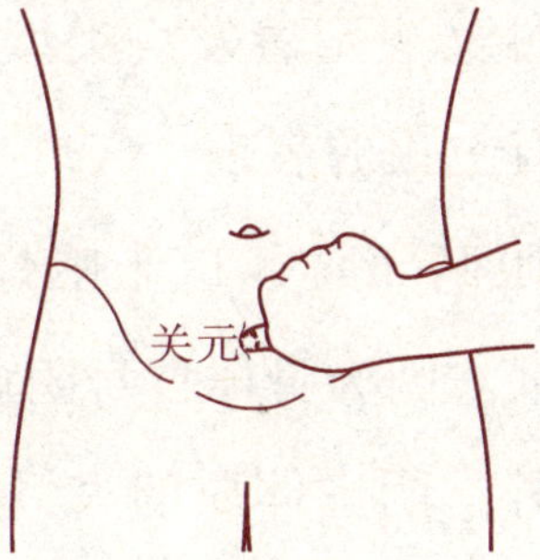


图 5－29

（3）点揉支沟穴：本穴属于手少阳三焦经穴，腕背横纹上 3 寸，尺骨与桡骨正中间（图 5－30），有理气散结，通便之功效，是治疗便秘的特效穴。以一侧拇指指腹点住支沟穴，轻轻揉动，以酸胀感为宜。每侧 1 分钟，共 2 分钟。

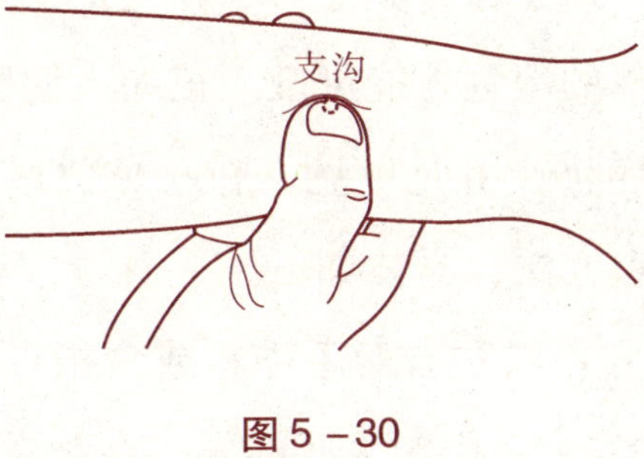


图 5－30

以上的自我按摩法能调理肠胃，加快新陈代谢，促进人体废物排泄的功能，此法尤其适于慢性便秘的人。手法应轻快灵活、持久有力，必须坚持早晚各按摩一遍。

3. 阴虚体质点按法

人体体质这一概念早在我国《黄帝内经》中就有论述。中医学的一大特色就是，重视人的体质及其差异性，根据不同的人体进行辨证施治。祖国医学认为，疾病的发生和发展是以人体内部阴阳平衡的倾向性和体质的特殊性为主要依据。体质强弱决定着外邪的入侵与否，具体的体质条件又决定着发病类型，秋季气候干燥，如果人体失去阴阳平衡，就有上火的表现。

阴虚体质人常感到眼睛干涩，口干咽燥，饮水多，皮肤干燥，经常大便干结，容易失眠。因为身体自身阴虚，导致阳气相对亢盛，就会导致虚火内生。另外，阴虚体质的人，用点穴法通过调任脉和腹部的一些穴位治疗，会取得较好效果。其中，任脉在腹部，中医学认为，任脉是属一身之阴脉，它是“阴脉之海”，任脉的“任”有妊养和担任的意思；任脉与全身所有阴经相连，对全身的阴经脉气有总揽、总任的作用，人体的精血、津液都是由任脉所司。

《黄帝内经》曰：“肺气通于鼻，肺气和，则鼻能知香臭矣。”祖国医学认为，肺开窍于鼻，鼻的通气和嗅觉主要依靠肺气的作用，肺气和，呼吸利，鼻的嗅觉才能灵敏。正如人们感冒时，会有鼻塞，流涕，嗅觉不灵等症状，由此可见，肺与鼻关系密切，因此，在秋季应多做些健鼻的点穴法，具体如下。

（1）点按迎香穴：以左右两手中指或食指点按迎香穴，两侧每穴2~3分钟。迎香穴为手阳明大肠经穴，在鼻翼外缘中点旁，居鼻唇沟中（图5-31）。主要功用：祛风通窍，理气止痛。点按迎香穴可改善局部血液供应，防治鼻病，增强局部对天气变化的适应能力和对病邪的抗击能力，天天坚持，可减少呼吸道疾病。

（2）点按印堂穴：用拇指或食指的指腹点按印堂穴，也可用两手中指的指腹，左右交替点按印堂穴。印堂穴是督脉经穴，位于头

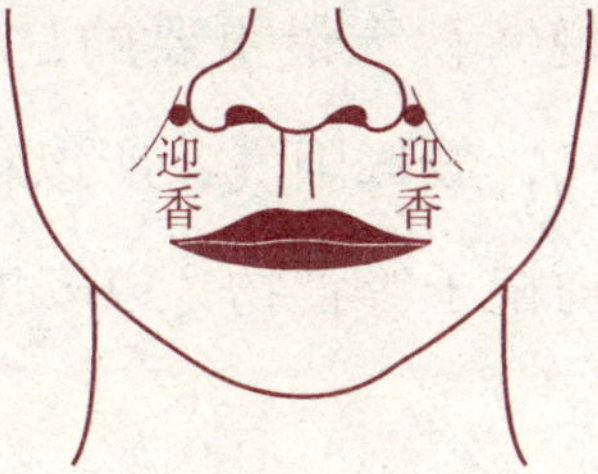


图 5 - 31

部，两眉内侧端中间的凹陷中（图 5 - 32）。功用：清头明目，通鼻开窍。点按印堂穴可增强鼻黏膜上皮细胞的增生能力，可刺激嗅觉细胞，使嗅觉灵敏。

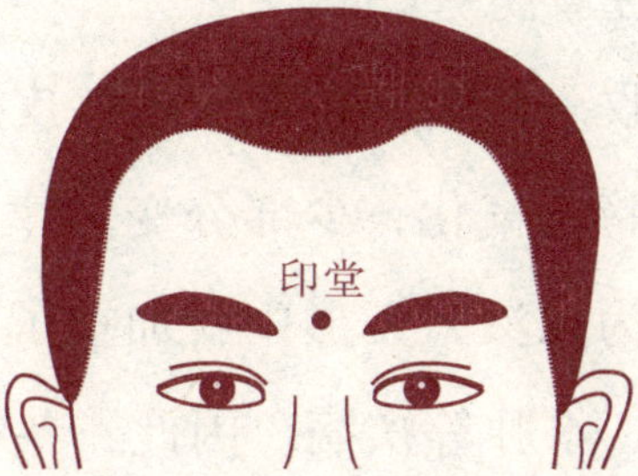


图 5 - 32

祖国医学认为，“秋气通于肺”“肺乃气之海”“气乃人之根”。告诉人们，秋季养生须顺应时令的变迁，注意保养肺气，避免发生呼吸系统疾病。同时，起居应顺时，即“早卧早起，与鸡俱兴”。秋季气温由热转凉，且昼热晚凉，早睡可避开夜晚的寒凉，早起可吸纳清新空气。秋季要敞门开窗，使室内空气流通；应适度“秋冻”，不要急于多添衣服，注重耐寒锻炼，以增强机体对天气变化的适应能力。

秋季的膳食，应以防燥护阴、滋阴润肺为准则；还要积极参加体育锻炼，强身健体；保持乐观情绪，静养心神；衣装适宜，谨防着凉。对于中老年人来说，秋天最重要的是养阴益气，养阴可防止肺燥，益气可以温养肺气，鼓舞阳气，所以秋天应多吃山药、百合、银耳、莲子、藕、梨、枸杞子等食物，以安度秋天，享受生活。

## 四、冬季点穴

冬季气候寒冷，寒气凝滞收引，易导致人体气机、血运不畅，使许多旧病复发或加重。特别是那些严重威胁生命的疾病，如中风、脑出血、心肌梗死等，不仅发病率明显增高，而且死亡率亦急剧上升，所以冬季养生要注意防寒。

冬季，人体阳气收藏，气血趋向于里，皮肤致密，水湿不易从体表外泄，而经肾、膀胱气化，少部分变为津液散布周身，大部分化为水，下注膀胱成为尿液，无形中就加重了肾脏的负担，易导致肾炎、遗尿、尿失禁、水肿等疾病。因此，冬季养生要注意肾的养护。

冬季养生的重要原则是“养肾防寒”。肾是人体生命的原动力，肾气旺，生命力强，机体才能适应严冬的变化。而保证肾气旺的关键就是防止严寒气候的侵袭。寒气内应肾。肾是人体生命的原动力，是人体的“先天之本”。

良好的环境和气候能增进人的健康，延年益寿。我国有几千名老寿星，大部分生活在西北、中南、西南三个地区的广大农村、山区，说明寒冷和温和的气候，洁净的自然环境是健康长寿的主要条件。但自然条件经常处于不断变化中。如果气候条件变化太大，即出现异常的气候，就可给人带来不良影响或疾病。

特别是老年人脏器功能衰退，抵抗力低下，反应能力差，有的还患有某种慢性病，就更易受异常气候的影响。受影响最大的是心脑血管。冬季每当大风降温，气候骤然变冷时，一方面直接影响某些激素的分泌，使全身血管包括心脏的冠状动脉收缩；另一方面使血黏稠度增加，外周阻力增加，心肌供血相对减少，血压升高，甚至发生脑血管意外（中风）、心肌梗死等。还有，“三九”尚未到来，但很多人（尤其女孩子）早就缩成了一团，尽管在室内穿的不少，捂得也很结实，手脚的凉气始终驱散不尽，尤其一双脚总感觉冻得脚后跟痛。

1. 点揉穴位祛冷

实际上，手脚冷的原因有多种，常见的有：缺乏钙、铁、锌等矿物质及一些人体必需的维生素；缺乏热性食物及蔬果（狗肉、羊肉、韭菜等）；保暖不够（“秋冻”过度，女孩子爱美，为了漂亮、时髦，少穿衣、裤等）；肢体末梢循环障碍；运动量不足等。要解除手脚冰冷，除了注意保暖外，日常生活中按摩穴位可以让我们肢体温暖、面色红润、阴阳平衡。中医按摩穴位治疗手脚冰冷具有温经通络、活血化瘀、调和气血、平衡阴阳之功能。

现介绍常用按摩穴位有助于祛冷的方法，具体操作如下。

（1）点揉阳池穴：阳池属手少阳三焦经腧穴，位于腕背横纹中，当指总伸肌腱的尺侧缘凹陷处（图5－33）。方法：点揉阳池穴，时间要长，力度要缓和均匀；最好是两手交替，先以一手的中指点揉另一手的阳池穴，结束后，再换另一手的中指点揉阳池穴，就能使身体暖和起来。中医认为，三焦分为上、中、下三焦，上焦包括心、肺；中焦包括脾、胃；下焦包括肝、肾。点揉阳池穴，有激发三焦经气的作用，调节机体，温暖全身。

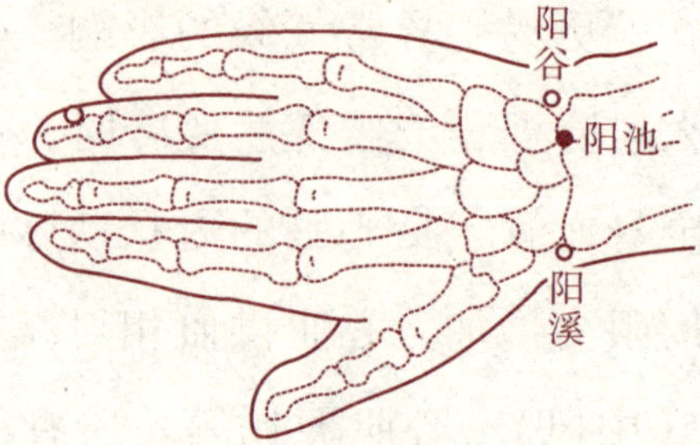


图 5－33

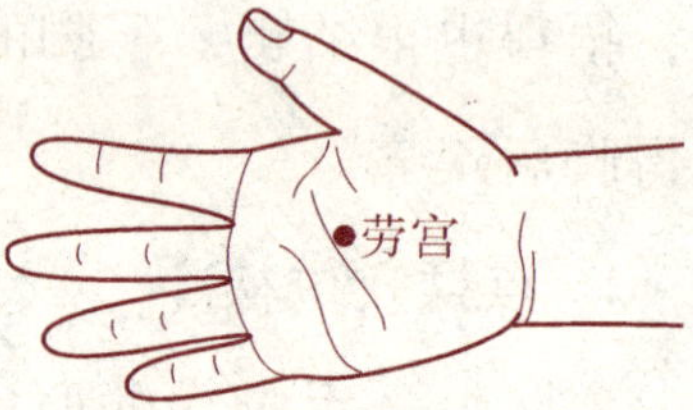


图 5－34

（2）点揉劳宫穴：劳宫属手厥阴心包经腧穴，位于掌心横纹中，第 2、3 掌骨中间（简便取穴：握拳，中指尖下是穴，图 5－34）。方法：用一手拇指，点揉另一手的劳宫穴，直到感到掌心微热，再换另一手，两手交替进行。点揉劳宫穴有效地激发手厥阴心包经经气，促进血液循环，起到调节整体，抵御寒冷的作用。

以上方法，按摩手法应力度均匀，由轻到重，既要有渗透力又要让人感到全身舒适。

2. 阳虚不耐寒者的按摩

中医认为，当人体阳气虚弱，气血不足，卫阳不固，不能温煦肌肉以抵抗外来寒邪的侵袭，故而怕冷。《素问·调经论》曰："阳虚则外寒……阳受气于上焦，以温皮肤分肉之间，今寒气在外，则上焦不通，上焦不通，则寒气独留于外，故寒栗。"怕冷究其原因，一部分是先天阳虚体质，如清代《医理辑要·锦囊觉后篇》一书中指出："要知易风为病者，表气素虚；易寒为病者，阳气素弱；易热为病者，阴气素衰……"说明素体阳气虚弱的人，容易出现怕冷畏寒或感受寒邪；另一方面是脾肾阳虚，脾阳虚日久，波及肾阳不足，阴寒内盛，致使出现小腹冷痛，畏寒肢冷等症状。

在中医观念里，每个人都具有不同的体质特征，或虚或实，或阴或阳。阳虚不耐寒体质的人，形体白胖，肌肉不健壮，平素精神不振、畏冷，面色淡白，手足不温，喜热饮食，毛发易落，大便溏薄，小便清长，舌淡胖嫩，边有齿痕、苔润，脉象沉迟而弱。阳虚不耐寒体质的人可进行体育锻炼，做一些舒缓柔和的运动，但冬天应避免在大风及空气污染的环境中锻炼。也可自行点按足三里、涌泉、关元、百会穴，可驱散寒冷。

(1) 按摩足三里：足三里穴是“足阳明胃经”的主要穴位之一，位于外膝眼下四横指、胫骨边缘（图 5 -35）。具有调理脾胃、补中益气、通经活络、疏风化湿、扶正祛邪之功能，具体方法如下。正身端坐，小腿略向前伸，使腿与凳保持约 120°，将拇指指端按放足三里穴处，力集中于指端，尽力点按，然后推拨该处筋肉，连做 7 次。两侧交替进行。每次点按要使足三里穴有针刺一样的酸胀、发热的感觉。坚持 1 ~2 周，就会使肢体发冷得到改善，使人精神焕发，精力充沛。

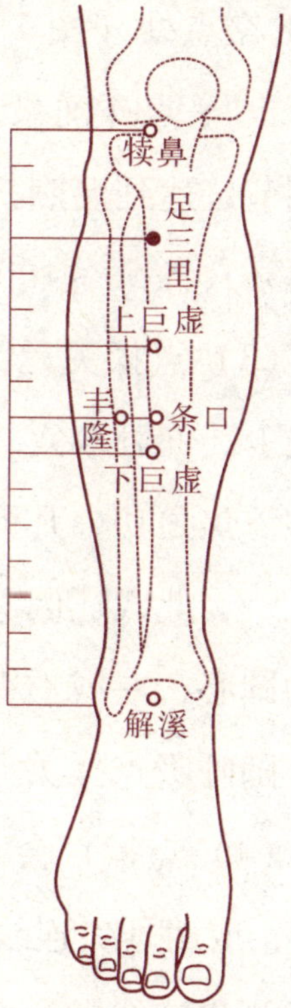

图 5 -35

按照“阳井金”，足三里是足阳明胃经的合（土）穴，有补后天以养先天之说；中医认为脾胃为后天之本，人出生后，成长和健康的维持与脾胃的消化营养功能密切相关，而胃经又属于多气多血的经脉，这条经脉受到激发，气血旺盛，终将提高五脏六腑与全身各器官的功能，从而达到保健长寿的效果。因此，历来足三里被认为是一个医疗保健的重要穴位。按摩足三里有调节机体免疫力、增强抗病能力的作用。

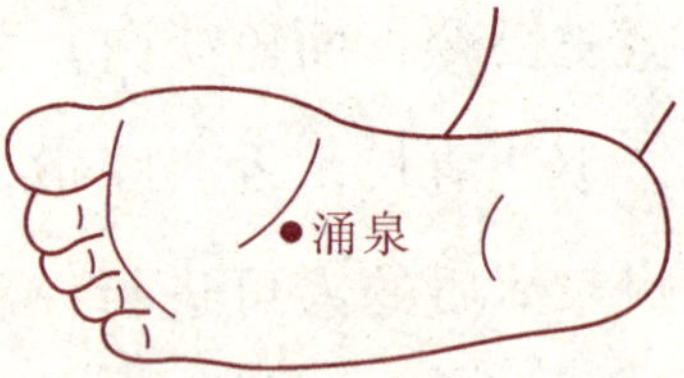

图 5－36

（2）点揉涌泉：点揉涌泉，俗称“搓脚心”，它是我国流传已久的自我养生保健按摩疗法之一。涌泉属足少阴肾经井穴，位于足底部，卷足趾足前部凹陷处，约当足底（去趾）前 1/3 与后 2/3的交点处（图 5－36）。《灵枢·本输》“肾出于涌泉，涌泉者，足心也”；点揉涌泉穴，可以对肾、肾经及全身起到由下而上的整体性调节，达到温煦机体的作用。方法：每天用一手拇指快速点揉双侧涌泉穴各 50～100 次，随后按揉各脚趾数次，直至有热感为度。

（3）点揉关元：本穴为任脉穴，小肠之募穴。在脐下 3 寸，腹中线上，仰卧取穴（图 5－37）。中医认为，关元穴具有培元固本、补益下焦之功，凡元气亏损均可使用。关元是人体功效最强大的补穴之一，此穴还因其强大的补益功效，被称为“千年野人参”。以关元为圆心，左或右手掌做逆时针及顺时针方向摩动 3～5 分钟。然后，随呼吸点揉关元穴 3 分钟。

（4）点揉百会穴：本穴为督脉穴。在头部，当前发际正中直上 5 寸，或两耳尖连线的中点处（图 5－38）。百会穴位于头顶正中线与两耳尖连线的交会处，穴居颠顶，联系脑部。可见百会穴与脑密切联系，是调节大脑功能的要穴。百脉之会，贯达全身。头为诸阳之会，百脉之宗，而百会穴则为各经脉气会聚之处。穴性属阳，又于阳中寓阴，故能通达阴阳脉络，连贯周身经穴，对于调节机体的

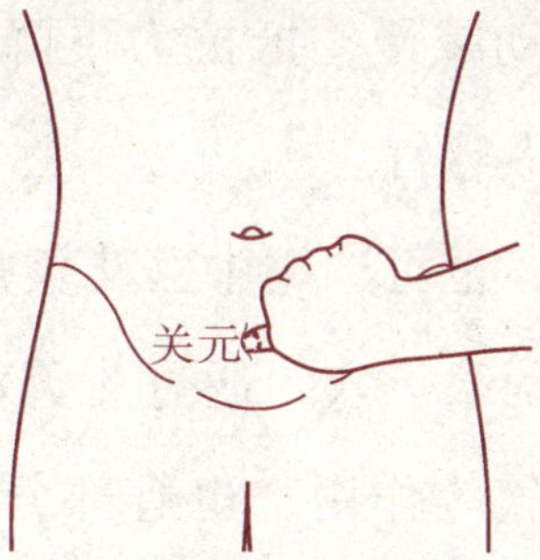


图 5－37

阴阳平衡起着重要的作用。有升阳举陷，益气固脱之功。用手指点头顶中央的百会穴，每次按顺时针方向和逆时针方向各点揉50 圈，每日2～3 次，用缓慢而柔和的节律性操作，以达到温热祛寒的目的。

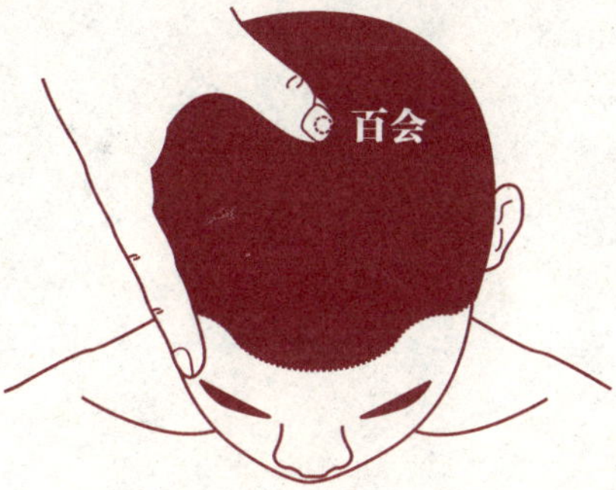


图 5－38

3. 注意保暖

冬季应注意三方面保暖：

（1）头暖。头部暴露受寒冷刺激，血管会收缩，头部肌肉会紧张，易引起头痛、感冒，甚至会造成胃肠不适等。

（2）背暖。寒冷的刺激可通过背部的穴位影响局部肌肉或传入内脏，危害健康。除了引起腰酸背痛外，背部受凉还可通过颈椎、腰椎影响上下肢肌肉及关节、内脏，促发各种不适。

（3）脚暖。一旦脚部受寒，可反射性地引起上呼吸道黏膜内的毛细血管收缩，纤毛摆动减慢，抵抗力下降。后果是病毒、细菌乘虚而入，大量繁殖，使人感冒。

祛除冬季手脚冰冷，也可选用中医艾灸疗法，如灸天枢、关元、气海、神阙、足三里、涌泉等穴，通过艾灸对经络腧穴的温热刺激，具有温经散寒，温补阳气等作用；也有部分中药具有以上作用，可改善及预防手脚冰冷，如人参、黄芪、鹿茸、淫羊藿、杜仲、桑寄生等。

# 第六章　全身各部位点穴保健

五脏指人体的心、肝、脾、肺、肾，是实质性器官，主要功能是化生和贮藏气血精津液，也就是生成并贮存人体的所有精华。它们是人体的重要脏器，每一个脏器都有负担并且维持人体正常运转的重要功能，如果它们中的任何一个丧失正常的生理功能，就会出现各种异常的症状。传统中医学对于五脏的研究十分深刻，按照它们各自独特的生理功能与阴阳五行相互联系，形成了独特的五脏理论。中医学认为：心属火，肝属木，脾属土，肺属金，肾属水。在《黄帝内经》中分别对这5个脏器所担负的职责做出了详细的论述："心为君主之官""肺为相傅之官""肝为将军之官""脾为仓廪之官""肾为作强之官"。这些拟人化的比喻，把5个脏器的特质和功能进行了有趣的总结。五脏的功能如此重要，在日常生活中就需要注意保护好五脏。通过点穴可以起到强身健体，维护脏腑功能正常运转，保证人体健康。

## 一、点穴养心

中医中，心的功能主要是管理血脉，推动调节全身血液的运行，让血液流到全身各个地方，发挥营养和滋润的作用。心的搏动功能不佳，就会有心脏的疾病，不能让血液营养滋润全身，血脉出现问题，全身就会有症状出现。心还管理人的精神、情志和思维等心理活动。对心的保养，一方面是心脏血液循环，另一方面是精神情志。

《黄帝内经》将心描述为“君主之官”，这是什么意思呢？就是说心是维系生命的主宰。在《血证论》中说：“心为火脏，烛照万物。”说的就是心的生理特点，古人把心比喻成人体中的太阳，发光发热的太阳可以温煦全身，推动血液带着营养物质运行到全身各处；肺的呼吸，脾胃的消化，全身水液的代谢等，全都离不开心的功能。心与夏气相通，这与心为阳脏的特性相一致。所以，心的阳气在夏季最旺盛，夏季需养心。心最重要的生理功能之一是主血脉。心是全身血液循环的动力器官，它的跳动推动血液在血管里按照一定的方向和速度流动，运行到全身，维持各脏腑组织器官的正常生理活动。当心的这项功能正常时，人才能从事各种活动，如果异常会出现如心悸、胸闷等症状。主神志是心的第二大生理功能，也称为心主神明，心藏神。主管着人的神志活动，这样人才可以精神振奋，神志清晰，思维敏捷，如果心主神志的功能失常，可以出现精神不佳、反应迟钝、失眠、神经衰弱等异常。

心相关的功能：在志为喜、在液为汗、在体合脉、其华在面、在窍为舌。“在志为喜”的意思是说喜是心所反映的情绪，是有益于心的刺激；但是，过度的喜，会耗伤心神，应该以平常心面对生活，豁达乐观，避免大喜大悲，即便已有心脏病，也能减少心脏病的发作机会。“汗为心之液”，血与津液的来源相同，汗液是津液所化生的，因此有“血汗同源”的说法。出汗太多会出现心慌的症状恰好说明了这一点。“其华在面”说的是面色能表现出来心的气血是否旺盛。“在窍为舌”是说舌为心的外候，舌主管味觉与语言的表达。舌的保健对养心有一定的作用。闲暇时做伸舌头和缩舌，左右摆动，在口腔中顺时针画圆20次，再逆时针画圆20次，咽下唾液。每日做几次，提高舌的敏感性，对心产生良好的刺激。因此，对于我们来说，保持心功能的健康运行是保证身体健康的首要条件。而点穴可以达到这个目的，下面就具体地谈一下点穴养心的方法中的几个重要腧穴。

## 内 关

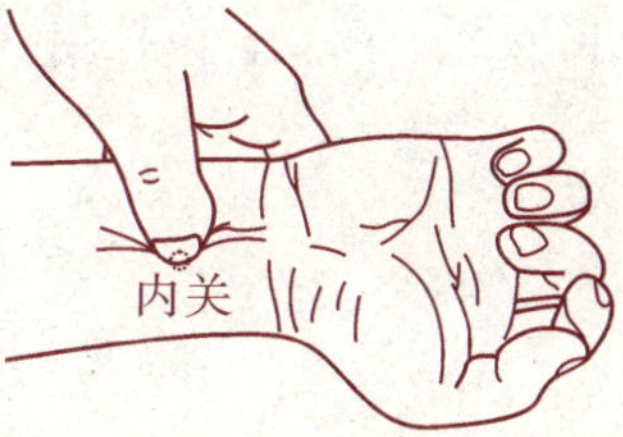

图6－1

无论是治疗还是防病保健首推的就是内关穴。内关穴有宁心安神、理气止痛、和胃降逆的作用，对心脏系统疾病、胃肠不适等有非常明显的效果。取穴时手掌朝上，在腕横纹上2寸，当握拳并且用力手腕上抬时，就能在手臂中间看见两条“筋”，内关就在腕上2寸两筋之间。内关穴对心律失常、冠心病、心绞痛有着很好的调节作用。每天花2分钟左右点揉，力量不需要太大，有酸胀感即可。另外，打嗝时，用拇指对该穴位进行一点一放，能快速停止打嗝，对呕吐也有效，这就是和胃降逆的功能，胃气下降不向上走了，打嗝和呕吐就不会出现了。

## 劳 宫

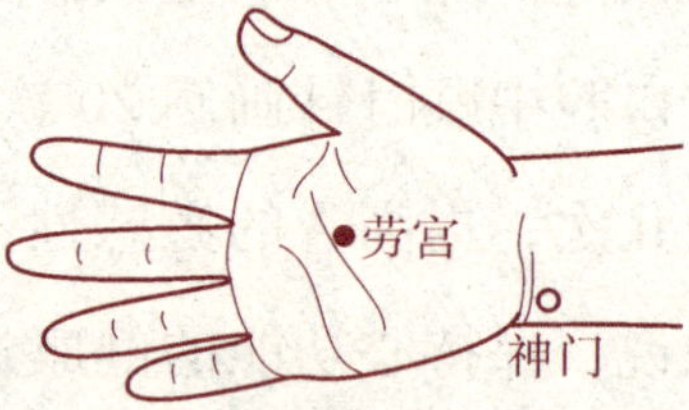

图6－2

劳宫穴（别名掌中）位于手掌心，握拳时中指尖抵达处就是。增强心的功能可用劳宫穴。劳宫穴属手厥阴心包经腧穴。传统中医认为，劳宫穴有“清心火，除湿热，凉血熄风，理气和胃，镇静安神之功”。经常按摩劳宫穴，有利于强壮心脏，常用来治疗胸闷、心痛、胁痛、中暑、小儿惊风等病证，也可以用来治疗中暑。按摩劳宫穴，一般用“点按法”。用大拇指指端顶住劳宫穴，垂直向下点按（其余手指压在手背），用力由轻到重，一压一松，持续1～2分钟。

## 郄 穴

如某人心脏病忽然发作，昏过去了，怎么办？这时无论是去找哪个医生，都得要耗费一些时间，很多时候，还没等送到医院，人就不行了。再比如急性哮喘，发作的时候，人的感觉简直是生不如死，痛苦万分，有时一口气没接上来，也就撒手人寰了。再快的车，把患者送到医院，都是需要时间的，而病魔不等人。真正的急救，是当场救治，是在医生和救护车还没有到来时，把疾病的危险性降到最低点。这时候靠谁？靠我们自己，或者靠我们身边懂一点医学知识的人。西医教给老百姓的急救方法只是为等待医生前来治疗争取一些时间。实际上，遇到了心脏病发作或急性哮喘这样的急症，通过中医的取穴进行急救，是最快速、最有效的。

人体哪一种穴位具有如此神奇的功效？这就是郄穴。郄穴是我们人体专门用于急救的大药。急性疼痛，一般取阳经郄穴。

1. 郄穴的名称与位置

人体的 12 条经脉上都有郄穴，具体如下。

（1）阴经　肺经：孔最；心经：阴郄；心包经：郄门；脾经：地机；肾经：水泉；肝经：中都（图 6－3）。

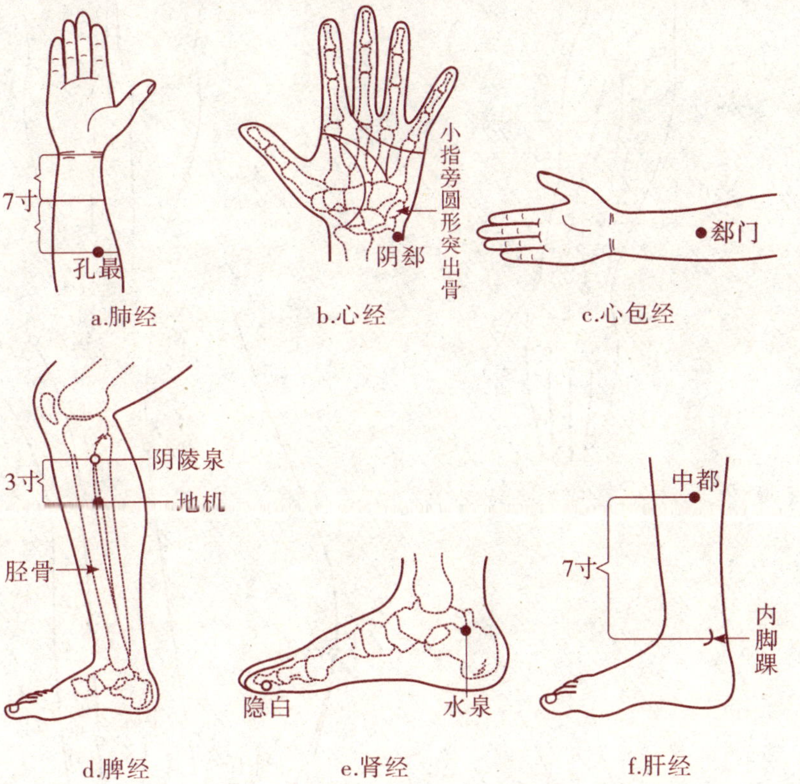


图 6－3

（2）阳经　大肠经：温溜；小肠经：养老；三焦经：会宗；胃经：梁丘；膀胱经：金门；胆经：外丘。

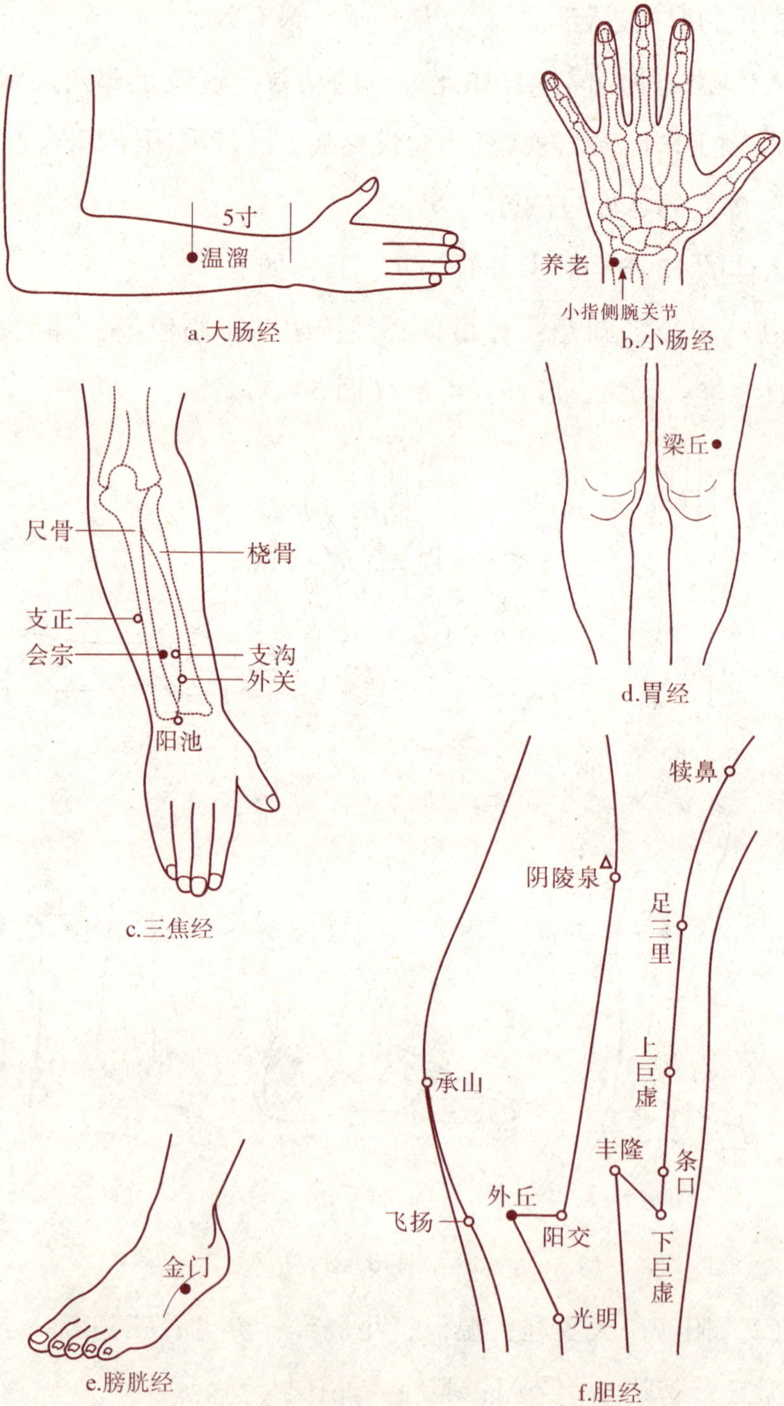
5寸
温溜
a.大肠经
养老
小指侧腕关节
b.小肠经
尺骨
桡骨
支正
会宗
支沟
外关
阳池
c.三焦经
梁丘
d.胃经
金门
e.膀胱经
犊鼻
阴陵泉
足三里
上巨虚
承山
丰隆
条口
外丘
飞扬
阳交
下巨虚
光明
f.胆经

图6－4

2. 穴位治疗

（1）头痛、癫痫、小儿惊风、腰痛：点揉摩膀胱经上的金门穴（位于足外侧部，当外踝前缘直下，第5跖骨精隆后方骰骨下缘处）。功能作用：补阳益气，疏导水湿。主治疾病：头痛，癫痫，小儿惊风，腰痛，下肢痿痹，外踝痛。

（2）头痛，腰骶痛，下肢痿痹，外踝肿痛：点揉阳跷上的跗阳穴（位于人体的小腿后面，外踝后，昆仑穴直上3寸）。

（3）昏迷、休克时：平掐或针刺任脉上的人中穴有急救作用。人中穴（位于面部，人中沟的上1/3与中1/3交点处），是一个重要的急救穴位。平掐或针刺该穴位，可用于救治中风、中暑、中毒、过敏，以及手术麻醉过程中出现的昏迷、呼吸停止、血压下降、休克等。节律性、连续弱性或强性刺激人中穴，能使动脉血压升高，而在危急情况下，升高血压可以保证机体各个重要脏器的血液供应，维持生命活力，还可影响人的呼吸活动，如连续刺激人中，可以引起呼气持续性抑制，但适当地给予节律性刺激，则有利于节律性呼吸活动的运行。

要注意刺激手法的应用。经研究表明，适当地节律性刺激最为合适。在实际操作中用拇指尖掐或针刺人中穴，以每分钟掐压或捻针20～40次，每次连续0.5～1秒为佳。

（4）昏迷、中暑：用手指掐或针刺中指尖距指甲边缘0.1寸的“急救穴”，即中冲穴可以使患者迅速苏醒。

（5）各种原因引起的血压下降：按升压穴（位于手背腕横纹中点）或素髎穴（在面部，当鼻尖的正中央）。

（6）急性哮喘：取肺经上的孔最穴，只要对穴位进行强烈刺激，比如扎针，或强有力的按压，往往都能一穴见效，迅速缓解病情，起死回生。肺经上的孔最穴位于前臂前区尺泽穴与太渊穴连线上，腕掌侧远端横纹上7寸处，左右各一，也是治疗咳嗽、急性咽喉痛、咯血、痔疮、便血、鼻出血、痔疮的要穴，对感冒汗不出可起到发汗的作用。

（7）筑宾穴：在小腿内侧，太溪直上5寸，比目鱼肌与跟腱之间。是补肾不可缺少的穴位。筑宾穴的主要功效是清热利湿、化痰安神、理气止痛。在人体内，毒素最喜欢生长在有湿、瘀血、痰浊多的地方，而筑宾穴就是一个增强代谢的要穴。

（8）咯血：点揉肺经的郄穴孔最。肺经上的孔最穴（同上）。独取本穴采用药物针剂封闭，可治疗咳嗽、咯血、痔疮、便血等。

（9）咳嗽咯血的肺脏疾病：可点揉大鱼际。

（10）牙齿痛：可以点揉合谷穴来止痛。

（11）落枕或颈部扭伤：可以刺激第2、3掌指关节间靠近第2掌指关节处的颈项穴。

（12）心悸、心痛：可点心穴（位于掌面，中指第2、3节指骨间横纹中点）。

（13）心脏病心绞痛突然发作：马上取心包经上的急救穴郄门穴（位于前臂掌侧，当曲泽与大陵的连线上，腕横纹上5寸；正坐或仰卧，仰掌取穴。郄门穴穴位比较深，按摩时要力气大些）。点这个穴一定要用大拇指点住，然后手腕转动，才能揉到。

（14）阳交穴（在小腿外侧，外踝尖上7寸处），此穴能疏肝利胆、通经活血、定惊安神，治胸胁胀痛、癫狂、膝股痛等。

（15）胃痛：可取胃经的郄穴梁丘（髌底上2寸股外侧肌与股

直肌肌腱）。点按治急性胃痛。主治症状为：胃痉挛、腹泻、膝关节疼痛、头痛、浮肿等。另外，足三里也是一个对胃肠有很大影响的穴位。

（16）心口痛、胃痛：点揉心经上的阴郄穴（腕掌侧远端横纹上0.5寸，尺侧腕屈肌腱的桡侧缘），它负责手少阴心经与胃的交通，可以疏通心经与胃之间经络的堵塞。

（17）胆囊疼痛：可点揉外丘穴（胆经上的外丘穴在小腿外侧，当外踝尖上7寸，腓骨前缘，平阳交）。主治：颈项强痛、胸胁胀满、下肢痿痹、癫狂，按摩时要采取点按带揉动的方式，每个穴位点按压的时间可长可短，短则5~6分钟，长则20分钟不等，视病情的缓解情况而定。

（18）肚子疼：可以点温溜、养老、会宗穴。

1）温溜穴：大肠经上的郄穴，屈肘，有前臂背面桡侧，当阳溪与曲池连线上，腕横纹上5寸。主治：口腔炎、舌炎、腮腺炎、扁桃腺炎、面神经麻痹、下腹壁肌肉痉挛、前臂疼痛。本穴在消化道溃疡穿孔时常出现压痛，与他穴配合可做出进一步诊断。

2）养老穴：小肠经上郄穴，在前臂尺侧，以掌向胸，当尺骨小头桡侧缘凹陷中。功用：清头明目、舒筋活络。主治病证：精神神经系统疾病如脑血管病后遗症、肩臂部神经痛，运动系统疾病如急性腰扭伤、落枕、近视眼。

3）会宗穴：三焦经的郄穴，位于前臂背侧，当腕背横纹上3寸，支沟穴尺侧，尺骨的桡侧缘。主治疾病：耳聋、痫证、上肢肌肤痛。

（19）尿血：可点揉肾经的郄穴水泉。水泉穴位于内踝后下方，太溪穴直下 1 寸。太溪穴：内踝高点与跟腱之间凹陷中。

（20）腹泻：点位于手背第 3、4 掌指关节间上 1 寸，可治腹泻。

（21）女子崩漏：可点揉肝经的郄穴中都穴。中都位于小腿内侧，当足内踝尖穴上 7 寸，胫骨内侧面的中央。主治疾病：胁痛、腹胀、泄泻、疝气、小腹痛、崩漏、恶露不尽。

（22）妇科病：点揉肾经上的交信穴（位于太溪直上 2 寸。复溜前 0.5 寸，胫骨内侧缘的后方。交是指跟脾经的三阴交相交，信是指月经，交信穴是专为调理女子月经的一个穴位）。当女性月经到期不来或者有痛经、崩漏、淋漓不止等情况，点揉交信穴可以得到很大的改善。

（23）痛经，崩漏：点揉脾经上的郄穴地机（在内踝尖与阴陵泉连线上，阴陵泉穴下 3 寸。主治：月经不调，痛经，崩漏等妇科病证；腹痛腹泻等脾胃病证；小便不利，水肿等脾不运化水湿病证）。

以上这些是生活中随时都有可能用得上的。当急病发作的时候，可以在尚有神志和活动能力的时候用力点揉郄穴。

3. 印堂、神庭除疲劳

当人们用脑过度精神疲惫的时候，往往会不由自主地点揉前额，或者用拳头轻轻地敲打，其实，这就是刺激头部的两个重要穴位印堂和神庭。

（1）印堂穴：是督脉经穴，《达摩秘功》中将此穴也列为“回春法”之一，可见其重要地位。神庭穴属督脉经穴，对神经系统有治疗作用。点揉该穴对消除头痛头昏，恢复大脑的活力有异曲同工之妙。两穴同时点揉，互相补益，则效果更佳。

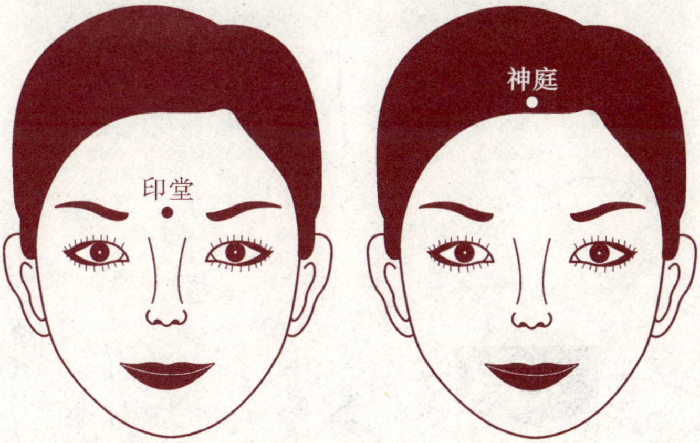


图6－5

印堂穴在两眉连线的正中间（图6－5）。点揉时将中指放在印堂穴上，用较强的力点按10次。然后再顺时针揉动20～30圈，逆时针揉动20～30圈即可。

（2）神庭穴：在印堂穴上面，发际正中直上0.5寸左右（图6－5），点揉方法与印堂穴相同。

4. 心经（心火）

位置：中指掌面（图6－6）。

操作：

（1）补心经：在小儿中指面做旋推100～200次。

（2）清心经：指尖向指根直推100～300次。

主治：高热神昏、烦躁、夜啼、口舌生疮、小便短赤等。

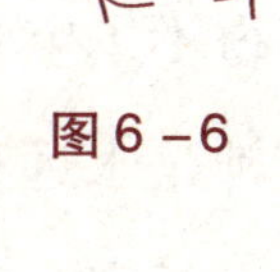


图6－6

我们还可以了解一下点穴养心的其他主要腧穴，具体如下。

主要腧穴：内关、膻中、丰隆、心俞、厥阴俞（图6－7）。

操作方法：首先，平躺，点、揉内关穴各1～3分钟，注意力度

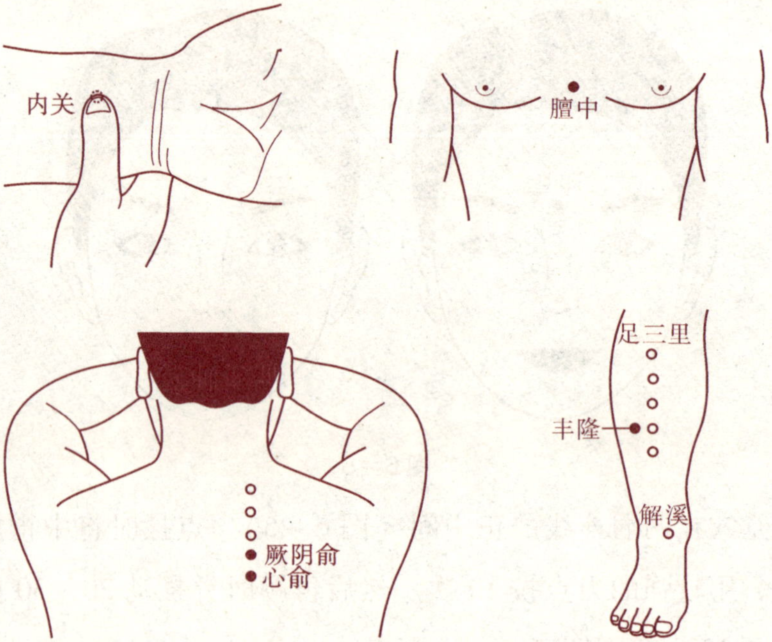


图6－7

由轻到重，以患者能耐受为度。其次，点揉膻中穴3～5分钟。再次，点按丰隆穴1～3分钟。最后，取俯卧位，分别点按心俞、厥阴俞各1～2分钟。经常操作，可以起到养心安神的作用。

## 二、点穴养肝

人最宝贵的是生命，生命最珍贵的是健康，健康最可贵的是养生，没有可贵的养生，就得不来珍贵的健康，没有珍贵的健康，就获得不了宝贵的生命，所以人最宝贵的是不死。不死就是指生命的精神是永远存在的，永远被人们纪念和记忆的。我们要在健康的基础上长寿。

春意盎然，万物复苏，《黄帝内经·四气调神大论》里所说："春三月，此谓发陈。天地俱生，万物以荣。"自然界呈现出一派生机勃勃的景象。古人以木气的冲和条达之象来类比肝的生理功能，故在五行中将其归属于木。阳春三月正是人体调养身体五脏的大好良机，而按照中医“四季侧重”的养生原则。四季当中第一个季节就是春季，在春季里打下健康长寿的基础，叫作春养生、夏养益（夏季对生命带来益处）、秋养和（秋季养的是生命的和谐，生命不和谐就谈不到其他和谐）、冬养精（冬季就要固精、护精，精气神三个字中最关键的是精，所以冬季是护精、养精的）。

中医认为，肝主面，肝气疏泄条达则气色红润，神清气爽。肝有“造血”“贮藏”“调节血量”和向各脏器“输送血液”的功能，还有分解营养、调节激素等功能。肝还是人体最强的解毒排毒系统和营养输送系统，肝脏是美丽的发动机，肝好的人，体态发肤都充满活力，要想让容颜不老，一定要把疏肝放在首位。中医强调，人要经常疏肝气、清肝毒、降肝火、养肝血，疏肝气可使全身气机疏泄通畅，体内不堵则面上无痘；清肝毒可化解消除体内污染，体内无毒则脸无暗色；降肝火可使体内阴阳平衡，体内不焦则皮肤滋润不燥；养肝血可以滋养全身脏器，肝血充盈则体表光泽有弹性。修复受损肝脏，使全身气机疏泄条达，全身气血顺畅运行，以达到疏肝养颜目的。

排毒能够养颜却不能持久，洗肠能够养颜却不能彻底，因为排毒养颜和洗肠养颜都是将积存在肠道的毒素排出体外，而没有对毒素的源头进行围剿。肝脏是身体重要的排毒器官，肠胃道所吸收的有毒物质，都要在肝脏经过解毒程序变为无毒物质，再经过胆汁或尿液排出体外。如果肝脏长期超负荷工作，太多的身体毒素无法及时排解出去，反映到人的皮肤上就是脸色暗哑、色素沉着。女人的美丽要靠充足的睡眠就是这个道理，因为晚上 11 时到凌晨 3 时是人体的“美容时间”，此时肝脏正在繁忙地清理身体内的垃圾，消灭有毒物质。如果这段时间不睡觉，就会皮肤粗糙、容易疲劳、口苦咽干、火气大。当肝不能很好地完成解毒工作时，毒素就在体内积存。疏肝养颜首先从肝脏健康入手，让健康的肝脏完成各项解毒工作，彻底切断毒素来源，让容颜持久美丽。

俗话说一年之计在于春，肝脏是生命之源，呵护好肝脏能带来一年的健康。无论你是健康、亚健康还是患病，在这里都能找到你需要的养肝之道。

春属肝，在五行中属木。如果春季感到肝区不适，先不管是得了肝炎还是没得肝炎，防患于未然，就要靠养生来护肝。如何来保护肝脏呢？有下列几个方法：

1. 饮食、心性调养

（1）少喝酒。很多男士喜欢喝酒，尤其是白酒，而且度数越高越好。殊不知白酒就是酿成肝病的一个大祸患，因为白酒主要在肝中降解。如果要饮酒的话，最好选择绍兴酒、红酒，切记要少饮白酒，这是保护肝脏最基本的方法。

（2）养心愉性。因为肝最容易激发人的情绪，情绪对于肝来说很重要，所以得了肝炎的人往往情绪都很急躁；反之，如果自己性情变得急躁了许多，马上要想到护肝。有肝病的人最好抑制情绪，就是说心态要平衡。心态平衡很难，为什么很难呢？因为人是感情动物，有七情六欲，有烦恼是难免的。养生学中有琴棋书画养生，如果你在闲暇时间能对书法、绘画、抚琴感兴趣，用这些来调节生活的内容，对于护肝、养肝都是非常有好处的，这就叫“养心愉性”，这也是从文化的角度来保护肝的方法。

（3）点神庭穴。在闲暇的时候，闭上眼睛面向东方坐着，自然呼吸1分钟左右，放松。头部有神庭穴，在头前部入发际正中直上0.5寸处（图6－8）。

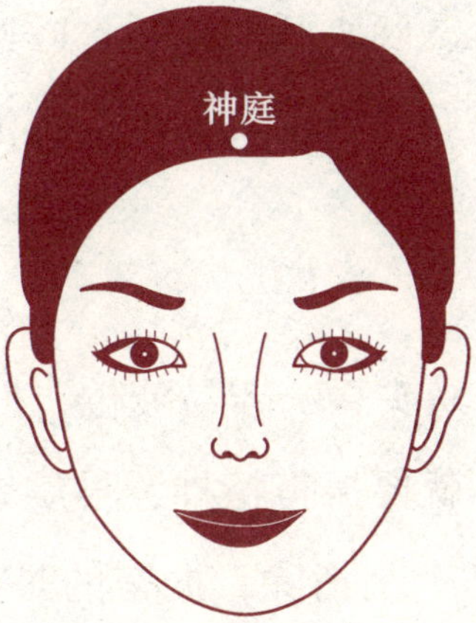


图6－8

肝主谋略，谋略就是神智，神智就是智慧，神庭穴就是养神益肝的。面向东方，用中指点着神庭穴，闭着眼睛开始吸气，呼气，不要揉，抖动中指，把眼睁开。接着，闭眼，转动眼球，向左转，向右转，转完了之后睁开眼平视，目光凝聚，保持30秒左右。

（4）调节饮食。将鸡肝晒干了打成粉，盛一小勺用白开水冲服，这是早晨的护肝方法。中午是将羊肝（牛肝也可以）晒干了打成粉，再用小麦磨的面粉和羊肝粉搅和在一起，炒一炒，沏着喝，两三汤勺就够了，不要喝多。晚上的方法是，在睡觉之前，用菊花、龙井和普洱沏茶喝。普洱茶是冬季喝的，但是普洱茶的作用是养脾的，对消化系统最有益，可在晚上睡眠的时候用来养护消化系统。这3种茶泡水，晚上喝三五口，不要多，不是当水饮，而是用来调节肝功能。以上这3个早、中、晚护肝的方法不是针对疾病的，完全是针对养生学养肝的。一般来讲，既然能养就可以护，对于有肝炎和没有肝炎的人都有益处。

（5）善于应用菊花。将白菊和黄菊（不是用土栽的，是用水插的菊花）放在床头柜上，晚上睡觉以后，呼吸菊花所散发出来的香味，对养肝护肝是非常有好处的。另外，用泡黄菊花的水洗脚、搓脚、浸手。

2. 振奋精神

春季容易犯困，容易头昏，容易疲倦，肝容易产生意外。春季要想解除发困和疲劳，就要振奋精神，早晨锻炼身体——晚上消除疲劳。一个是振奋，一个是消除，振奋的是精神，消除的是疲劳。振奋精神好办——加强锻炼，吃得好一点，营养充分一些，就会精神抖擞。可是消除疲劳就比振奋精神难了，如果体能消失了，尽快地恢复到健康的情况不太容易，这涉及养生的方法、保健的方法、医疗的方法、饮食的方法、生活起居的方法。

医学上有这样一句话，叫作“心气常顺，百病自遁”，你心神如果很安静的话，百病自己就跑了，就是说，心神之安静是很重要的。春季是容易产生烦躁的季节，很容易把自己的神智搞乱，求心静、心安，就容易避免很多问题的干扰。《黄帝内经》在这个问题上谈了很多，如“精神内守”。就是说，一个人心情要保持平静，就不容易受到外界一些嘈杂问题的干扰，感情是如此，身体的五脏六腑也是如此。所以在容易急躁、容易发怒的春季，保持心态的平静、心情的安逸，是非常重要的，这也是养生学中的“内涵”问题。

3. 经络养血

（1）自我按摩。卧位，面向哪个方向都可以。

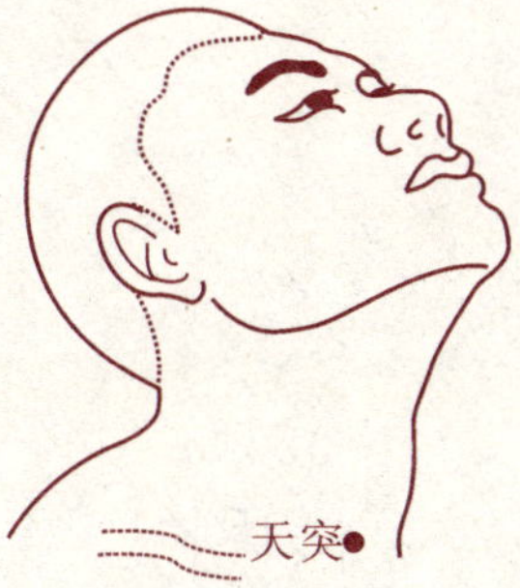


图6－9

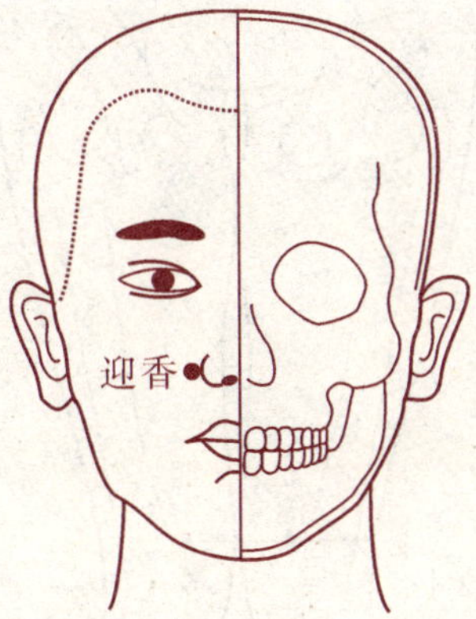


图6－10

第一个穴位是天突穴（位于胸骨上窝中央，图6－9），点按天突穴不要用力，因为用力容易造成窒息，要轻轻地点按，点按住以后轻轻地揉，做自然呼吸。

第二个穴位是迎香穴（位于人体鼻翼外缘中点旁，当鼻唇沟中间，图6－10），对迎香穴也是轻度点揉，不要过度用力。

因为中医的理论有“气为血之帅，血为气之母”，迎香和天突这两个穴位的主要作用是调节气的，“气为血之帅”，气承载血，所以点揉这两个穴位就会起到行气活血的作用。

第三个穴位是血海穴，在膝关节内侧（图6－11），用两只手按着膝盖，拇指点揉血海穴，然后再颤抖，可以使气血通畅。

（2）他人推拿。俯卧，头抵在手背上，腿伸直，上背最好裸着，可以穿一条很薄的裤子。推拿者用两个拇指按住肩井穴（在肩部最高处，乳头正上方与肩线交接处，图6－12）以后，旋转地往下推，推到臀部的时候点按一下，重复这些动作一次。然后用掌根在刚才臀部骶尾的地方开始往上推，推到肩井穴后，用十指扒下来，再推上去，重复数次就可以了。

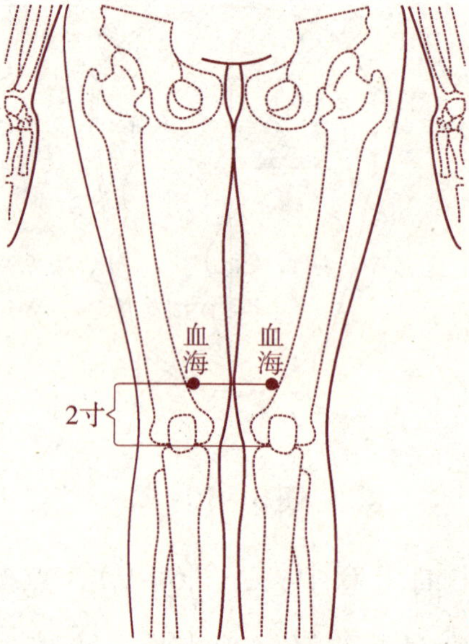


图6－11

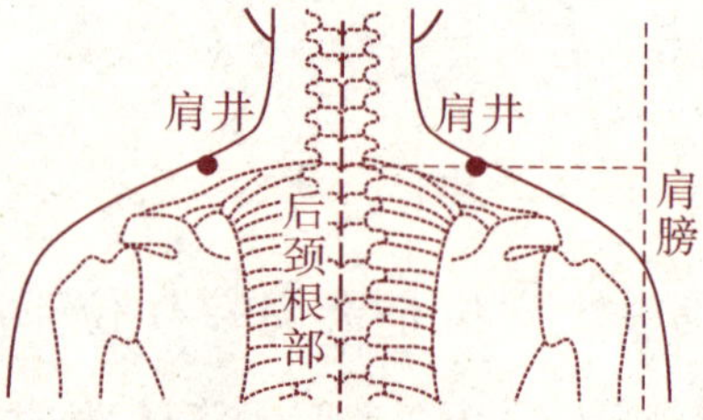


图6－12

这个方法对加强肝的疏泄、肝的传导、肝内的养育是有益处的。因为背部有足太阳膀胱经循行，足太阳膀胱经在脊柱旁开1.5寸的地方，两边都有。所有五脏六腑的主要穴位都在这个地方，所以这个推法，本身就推动了十二经脉。

这个养生功法很简单，就是以推和点按为主。如果是孩子，5岁以内必须用小儿推拿。在治疗感冒、发热、咳嗽、呕吐、腹泻、便秘这6种疾病上，小儿推拿是有一定疗效的，而且推拿的时间并不太长，一般3～5天会有效，最多12天之内就能见到一定的效用。

4. 常练“养肝功”

祖国医学认为，肝主疏泄，肝藏血，可调畅全身气机，是气机升降出入的枢纽，又是贮藏血液，调节血量的重要器官。肝气不舒，周身气血运行便会紊乱，出现各种疾病。《黄帝内经·素问·金匮真言论》曰："五脏应四时，各有收受乎。"春应于肝，肝在"五行"中属木，因此，在春季养好肝，积极地培育肝的生理功能，使周身气血运行正常协调，对于保持身心健康至关重要。

下面介绍"养肝功"的具体做法：

（1）面朝东站立，两脚自然分开，与肩同宽，两膝微屈，头正颈直，含胸收腹，直腰挺背。两手臂自然下垂，两腋虚空，肘微屈，两手掌轻靠于大腿外侧。全身放松，两眼睁开，平视前方。年老体弱或因病不能立者，可改坐位。

（2）采用腹式呼吸。呼气时，收腹、提肛，人体重心略向后移，脚跟着力，足趾轻微点地；吸气时两唇轻合，舌抵上腭，腹部隆起。呼吸要自然均匀，用鼻吸气，用口呼气。

（3）站定放松，呼吸调顺后，两手缓缓上提（掌心向上），经腰上肩，过头顶后，两手重叠，右手掌覆在左手掌上，掌心向里，轻压在枕后，头慢慢转向右侧，微向右上方仰起，上半身随之稍微向右侧转，转动过程中慢慢吸气，待转至右侧，头仰定，两目怒睁，用力呼气，同时发出"嘘"字音。

（4）"嘘"毕，头慢慢转向左侧，微向左上方仰起，上半身随之稍向左侧转，转动过程中慢慢吸气，待转至左侧，头仰定，两目怒睁，用力呼气，同时发出"嘘"字音。如此左右反复 3 遍，共嘘 6 次。此后，两手向两侧移开，缓缓放下，自然下垂，两手掌轻靠于大腿外侧。

（5）"嘘"后调息，改用正常呼吸，但仍应坚持鼻纳口吐。平定情绪，息心静思，两目微闭，两唇轻合，舌抵上腭，上下齿轻轻相叩36次。在叩击过程中，口中生津，用力猛咽，以意念送至腹部丹田。嘘气后调息的目的在于补益因嘘以后的耗损，补养体内正气，促进生长。

养肝功宜每天早晚各练1次，春季这3个月应天天坚持。练功时衣裤要放松，精神须乐观，全身要松弛，动作要柔和缓慢。音调要柔细匀长，使气呼尽。要做到怒目扬眉，使肝气得以舒达，肝中邪气得以外泄。嘘后调息时，宜改为闭目凝神，即所谓“垂帘内照”。

5. 养肝八段锦

养肝八段锦歌诀：盘坐搓手理头脑，上下点穴全息到，调理脾胃单手举，揉肝摩脾叩肾腰，四面摇摆活气血，两手扳足涌泉敲，扩胸运动增气力，清心息虑百病消。

具体练习方法：

（1）盘坐搓手理头脑：晨起盘腿坐床上，两臂自然下垂，两眼平视前方，关节放松，自然呼吸，意守丹田，精神集中。双手先搓30次。从太阳穴起，按摩眼角，至鼻旁迎香穴，然后闭目捂耳按压、叩齿各30次。

（2）上下点穴全息到：指压第2掌骨体中段桡侧“全息肝胆穴”、足三里穴，以达到酸、麻、胀感觉为有效，每穴压各30次。

（3）调理脾胃单手举：两臂自然下垂，眼视前方。右手翻掌上举，同时左手下按，指尖向前，拇指开展。头向后仰，眼视右指尖，同时吸气。左手翻掌上举，同时右手下按，指尖向前，拇指开展。头向后仰，眼视左指尖，同时吸气。

（4）揉肝摩脾叩肾腰：双手搓热后，放在肝脏脾脏处轻揉30

次，再轻叩按压肾区 30 次。

（5）四面摇摆活气血：盘腿静坐，双手握两膝盖，以尾椎为轴心，从左往右，再从右往左，各摇摆 10 次。接着再前后摇摆 10 次。

（6）两手扳足涌泉敲：两臂高举，掌心相对，上体伸展，头向后仰。上体向前缓慢变曲，两臂下垂，指尖向下，头略抬高。然后扳左右脚各 10 次，再用拇指、食指、中指及无名指四指并拢，敲击涌泉穴（足底肝胆肾穴位区，图 6－13）左右各 30 次。

（7）扩胸运动增气力：双手自胸前后两侧平伸，做扩胸运动 20 次。

（8）清心息虑百病消：清心息虑静坐 5～10 分钟。以腹式呼吸调息。

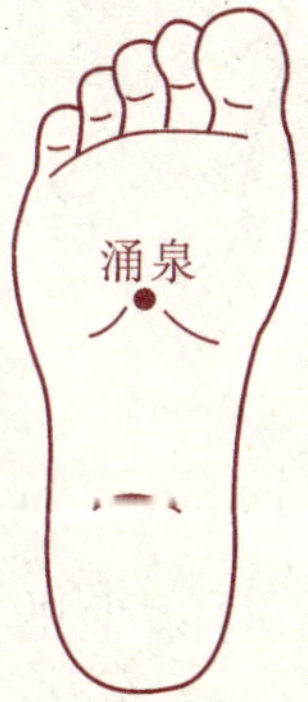


图 6－13

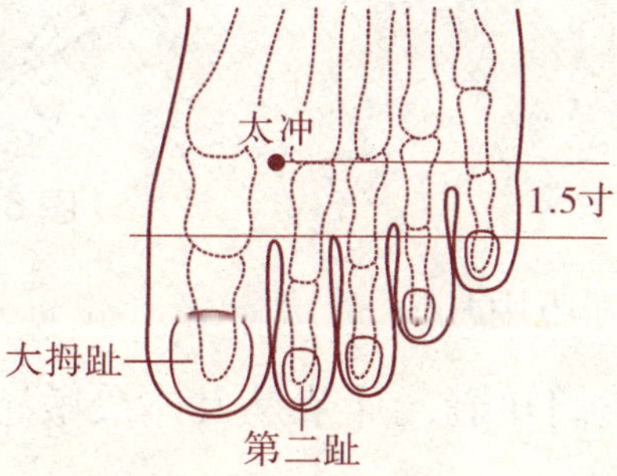


图 6－14

6. 摩擦足背可解宿醉

在足背有太冲穴，对于治疗宿醉有极佳效果。太冲穴位于脚中趾、拇趾与脚板中央之处（图 6－14）。其方法为站立着，用一只脚踏另一只脚背之中腹，如此交替地做即可。

宿醉后的第二天早上会头痛，但不用但心，只需持续做此足背摩擦运动 3 分钟后，头脑就会非常清醒。

7. 点穴调节情绪

面对生活，人总会有这样那样的需要，而当我们那些内心的欲望不能得到满足时，就会产生比如愤怒、憎恨等消极情绪。此时，我们除了想办法调节以外还可以动手给自己做做按摩。像脚上的太冲穴配手上的合谷穴就是补救坏情绪恶劣影响的妙药。合谷穴在手上（图6－15），在太冲穴对应的位置，与太冲穴相配，能让人平静，让人理性。太冲穴（图6－14）是肝经上的重要穴位，点揉合谷和太冲不但能调节肝功能，使肝更易于疏泄毒素，而且能平息肝火，使人迅速消气。

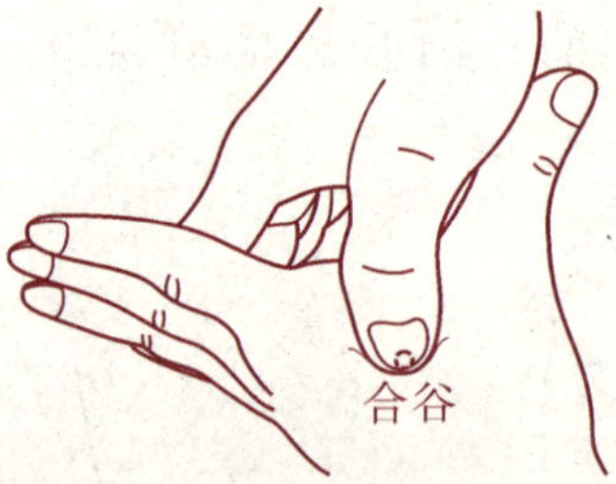


图6－15

8. 巧用耳穴

我们知道，耳朵是人体最敏感的部位，耳朵上的穴位也最密集，对于心情不好、经常生气的人，可以用点按耳穴的方法，补救坏情绪产生的恶劣影响。

因为坏情绪影响的是人体内分泌系统，而大脑又主管内分泌，所以首先要点按内分泌（图6－16）和皮质下（图6－17）这两个穴位。同时，怒伤肝，肝的疏泄功能减退了，不利于毒素的排出，这时疏肝，就要点揉耳穴上的肝点（图6－18）。

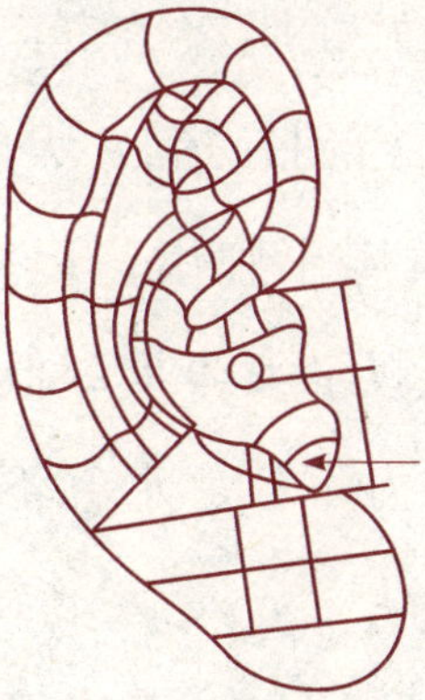


图6－16

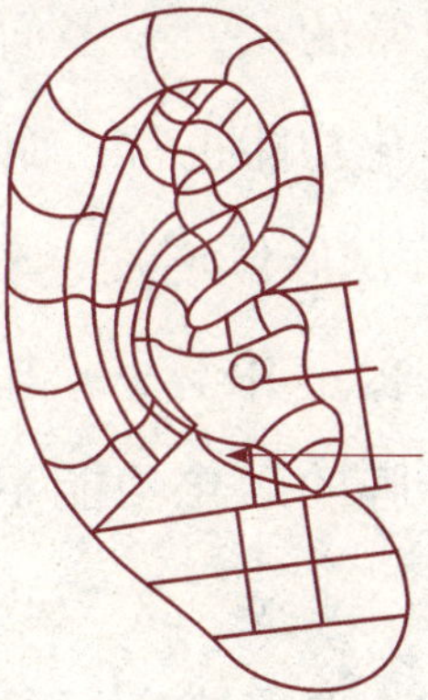


图6－17

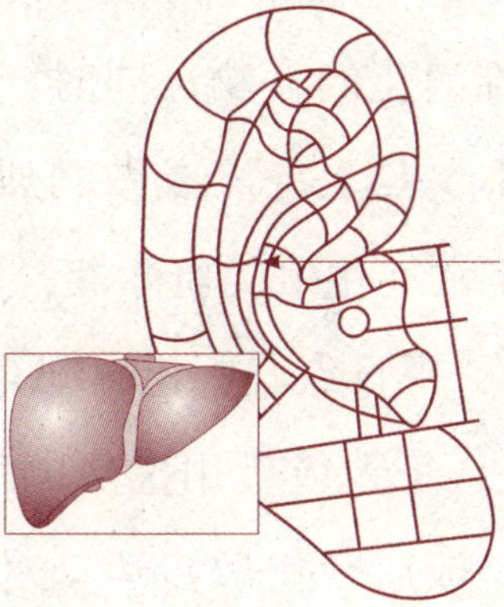


图6－18

## 三、点穴养脾

脾脏为人体最大的淋巴器官和最大的免疫器官，发挥着非常重要的作用。如果人们希望自己增强抗病能力，有良好的食欲和消化功能，那么健脾就是必不可少的一步。现在物质生活条件好了，食物的种类越来越多，但是许多人因为不良的饮食习惯导致脾胃功能虚弱。中医的脾有运化的作用，指的是脾能吸收食物中的精华物质，转化为气血津液，通过心肺输送至全身各脏腑组织，以供人体生命活动之需。反映的是人体整体饮食消化吸收功能。食欲正常、饮食规律、大便正常的人，大多面色红润，气色好，肌肉结实，表明脾的功能佳，运化功能正常；而食欲不振，经常胃胀腹满，大便稀者，大多面色萎黄，形体消瘦，软弱无力，这就属于脾虚，运化失常。但也有一些人食量并不小，却面色发黄，或饭量大体重却低于正常人，也是由于脾的运化功能不正常、吸收能力不佳、水谷不能化生为气血所致。

养脾，首先要养成良好的饮食习惯，定时定量，养成正确的饮食习惯，均衡饮食不偏食，不偏嗜辛辣生冷等刺激性食物，不暴饮暴食，尤其是少吃油腻难消化的食物；同时，吃饭的时候要保持好心情，细嚼慢咽，饭后不要马上洗澡或做剧烈运动，这样能保证脾脏不超负荷运转，才能正常地化生气血津液，送达全身。

唐代名医孙思邈说："平日点心饭讫，即自以热手摩腹，出门庭行五六十步。"这就是说，每天饭后用搓热的手掌轻轻地摩擦腹部，出门在安静的庭院散步。饭后稍作散步运动对调整脾胃的消化吸收功能有益处。民间也常讲"饭后百步走，活到九十九"。

1. 点穴养脾足三里

俗话说，"敲敲足三里，等于吃只老母鸡"，其形象地比喻足三里是一个很好的调补穴位（图6－19）。

传统中医认为，足三里穴属足阳明胃经，有"调理脾胃、补养气血、扶正壮阳之功"，称它有"白术之强，桂附之热，参茸之功，硝黄之力"，能"调理阴阳和脏腑，健运脾阳，补中益气，宣通气机，导气下行，补肾养肝，强壮全身"。现代研究认为，刺激足三里穴对大脑有良性调节作用，对消化、循环等系统也均有良好的调节功能，并能增强机体的免疫力，是功能较全面的保健要穴。

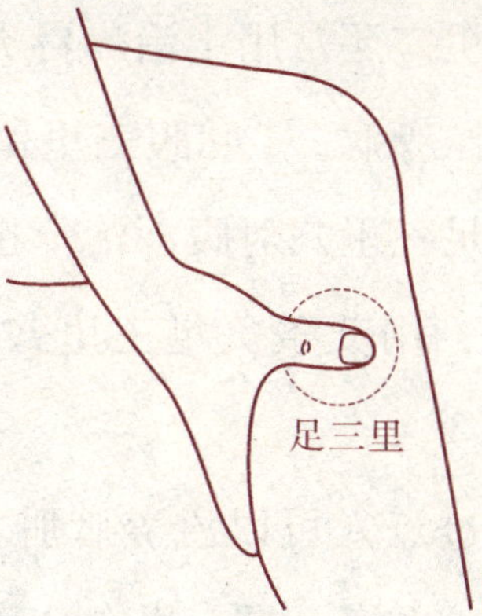


图 6－19

足三里这个穴位功能这么多，我们应该怎么按摩刺激呢？

刺激足三里穴可以用“叩法”，即轻握拳，用小指的掌指关节指骨叩击，力度以出现“酸”的感觉为度，这就是中医说的“得气”；也可以用“点按法”，即用大拇指顶端点住穴位垂直下压，力度也要求出现酸的感觉，像按电铃一样，一按一放。用于保健，时间每次 1～2 分钟，每天做 1～2 次。

刺激足三里穴，一般人可以用“叩法”，比较方便，也容易出现酸胀感觉。但有些老年人膝关节有病，用“叩法”会引起关节疼痛，那就用“点按法”好了。还有个别老年人因体质关系，用“叩法”“点按法”都没有酸胀感觉。怎么办？可以叩击足三里下面部位，这叫“离穴不离经”，叩击这个部位与叩击足三里有相似的保健效果。

也可以用艾条灸。将艾条的一端点燃，对准足三里穴，相距 0.5～1.0 厘米进行熏灸，使局部有温热感而无灼痛，连续熏灸 5～10 分钟，至皮肤稍呈红晕为度。艾条灸还有“温经散寒”的作用，虚寒怕冷的人很适用，但要注意艾条燃烧时掉下的火星，别让它烧伤皮肤。

在治疗方面，足三里穴还常用于治疗胃炎，胃、十二指肠溃疡，便秘，消化不良，高血压等病。“肚腹三里留”，即指肚腹的病都可以用足三里这个穴位。足三里穴对腹泻治疗也有良好的效果，腹泻，特别是受寒引发的腹泻，用艾条灸足三里穴效果很好，用“叩法”也有效。

对于脾脏来说，通过点穴可以滋养脾脏，具体穴位有中脘、内关、大迎、气舍、大包、血海、足三里、公孙。步骤如下：

（1）点揉中脘：医者的指端垂直于中脘穴点36次，而后斜向上、向下、向左、向右各斜向点推9次，再由内到外，由右向左转揉81圈，再由外到内，由大到小揉回中脘81圈。

（2）推颈腕：由大迎下推到气舍左右各9次，由掌根推到内关，刮大约1分钟。

（3）叩大包、按血海、点三里、揉公孙各36次。

## 四、点穴养肺

肺主管呼吸，人体呼出的二氧化碳与外界的空气的气体交换全是肺的工作。因此，肺出了问题，人的呼吸就不能满足人体全身的需求，呼吸困难会导致新鲜的氧气进不来，二氧化碳出不去。肺在胸腔内，体积大，是五脏中位置最高的内脏，古人称之为“华盖”，华盖原来指的是古代帝王出行时用的伞形遮蔽物，这里的意思就是肺的位置最高。然而，很多人忽视了肺，例如抽烟，在粉尘多的环境中工作不带口罩，出现感冒、咳嗽不做任何的治疗和调理等。

在五行之中，肺属金，协助心调节气血运行，所以称为“相傅之官”。肺通过喉和鼻与外界直接相通，受到外界环境变化影响大。

外界的风、寒、燥、热都可能直接经过口鼻进入到肺，肺较为娇嫩而不耐寒热，最容易发生病变。肺的主要功能是司呼吸，主宣发肃降，通调水道，朝百脉，主皮毛。意思是说肺主管着人的呼吸，进行气体交换。协助心推动调节全身血液的运行。肺的相关功能：在志为忧，在液为涕，在体合皮，其华在毛，在窍为鼻。在情志方面，当一个人长期或者过度的悲伤时则会伤肺。鼻涕则可以反映出肺出现的异常状况的特性，如果受了寒冷，则鼻流清涕；受了热，则鼻涕混浊变黏；如果是肺燥，则鼻腔变干，少有鼻涕。肺健康的人皮肤润泽光亮，这与肺在体合皮的附属功能密不可分。

肺脏重要而且娇嫩，环境的污染已经令它负担沉重，而不良的生活习惯更是增加了肺的损害。比如易患感冒、咳嗽、肺结核、肺炎的人多半不注意保暖、吸烟，在机体免疫力低下的时候，邪气入侵到肺，无法抵御，这就产生了病变。肺属金，性燥，与秋季相通应，恶火。因此饮食上要注意少食生冷、燥热的食物，尤其到了秋季要多喝水补充水分，多吃蜂蜜、百合、银耳、秋梨、藕等养肺生津润燥之品。古人通过吐纳、导引增强对肺的养护，方法很简单，即每天早晚在户外做深呼吸，锻炼肺的呼吸功能。中医认为肺主呼吸，肾主纳气，不但对肺是一种有益的锻炼，对肾也有良好的作用。

点穴养肺的操作如下：

温补关元，在关元处用温补法，以关元为中心，将双手重叠，置于关元穴右方，由右方向下向左向上向右，轻摩 9 圈。再由关元穴右方向上向左向下向右反方向，轻摩 9 圈。9 圈为 1 次，反复操作 9 次，继而由右向下轻摩 5 次，反方向由右向上轻摩 4 次，循任脉上推至中脘温补中脘，以中脘穴为中心，双手重叠置于中脘穴右方，向下向左向上再向右轻摩36圈；再反方向，由中脘右方向上向左向下轻摩36圈，以中指点中脘9次，再分推中脘，即以中脘为中，分别向下、向上、向左、向右各分推9次，由中脘循任脉上推至膻中，重按膻中9次，点叩膻中36次，再以天突、云门、中府为主，疏理胸八卦，继以任脉为中线由上向下依次向两侧分推，当推到天突、云门、中府时用手指重做完胸八卦后，以膻中为根，经中府、云门循肺经，经尺泽、侠溪、列缺、太渊、鱼际至少商穴，如此由膻中推至少商9次后，由大拇指的尖少商穴推回膻中1次结束。

## 五、点穴养肾

肾位于腰部，在脊柱两旁，左右各一。在《黄帝内经》中被称为“作强之官”。“作强”是什么意思呢？就是说人体生命的造作与强壮和肾密切相关。肾又被称为“先天之本”，因为肾藏的是“先天之精”，为生命的本源，脏腑阴阳的根本。如果先天禀赋不足、肾精亏虚、小儿时期发育状况不佳，会出现“五迟”“五软”。肾的作强，还对生理变化、疾病恢复、衰老、生育起到至关重要的作用。女性肾虚就会气血运行无力，宫寒不孕等；男性肾虚会出现房事不举，影响生育。通常有慢性疾病的人必定肾虚，任何疾病长期消耗气血都必定累及到肾，在治病的同时补养肾精有助于提高生存质量。另外，老年人若能坚持补养肾气，可强壮筋骨，延年益寿。因此，肾的功能对人体各个方面都有着重要的作用，人们应该重视养护它。

肾最重要的生理特性为潜藏，是人体精气固摄之本。在古代，人们以潜藏蛰伏的意义比喻肾的生理特性，肾精宜藏不宜泄，最怕过度消耗。肾最重要的生理功能是藏精，主管人体的生长发育，这个生理功能是其他脏腑所不能代替的，这是人生存的根本。其次，肾主水液，它具有主持和调节人体水液代谢的生理功能。在升清降浊的过程中，将清上升到肺部，再散布到全身；将浊下注膀胱生成尿液，以维持人体的水液代谢。肾还同肺一起协作，摄纳肺所吸入的清气而调节呼吸的功能，防止呼吸表浅，保证体内外气体正常交换。肾还有主骨、生髓的功能。中医学认为，肾藏精，精生髓，髓藏于骨腔之中，髓养骨，促进其生长发育。肾精充足的人往往身体结实健壮，牙齿牢固，头发乌黑，有些人还在青壮年时头发就白了，中年牙齿脱落，这些都与肾虚有关。肾窍在于耳朵和外生殖器和肛门，听力的好坏和排泄大小便的情况便能反映出肾的功能强弱。比如，老年耳聋是因肾虚；小便清长，尿频，遗尿常常是因为肾气虚；大便秘结与肾阴虚有关；肾阳虚可致大便溏泄。

## 养肾常用保健穴

### 关 元

关元穴位于脐下 3 寸（一般是食指至小指 4 横指的宽度）（图 6 -20）。

关元穴在身体正中，只有一个穴位，叫单穴；不在身体正中的，左右都各有一个穴位，叫双穴，如合谷穴、足三里穴。

关元穴属任脉经腧穴。古谓该处“为男子藏精，女子蓄血之地，是人生之关要，真气之所在，元阴元阳交关之所，穴属元气之关隘，故名关元”。传统中医认为，关元穴能“培补元阳，壮命门之火，补

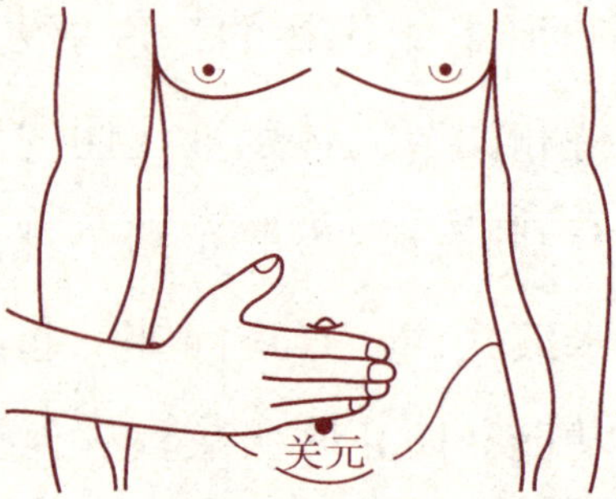


图 6－20

一身元气，治诸虚百损”，是补虚强身的重要保健穴。在治疗方面，常用于治疗腹泻、腹痛、月经不调、遗精、尿频、尿闭、白带过多、尿道痛等病症。

按摩关元穴可以用“点揉法”，先用大拇指指端压关元穴，达到酸胀感后，做小幅度的缓慢揉动。按摩时间一般为 2 分钟左右。补虚强身也可用艾条灸法，就是点燃艾条连续熏灸 5 ~10 分钟。

## 肾俞穴

肾俞穴位置在第 2 腰椎棘突下旁开 1.5 寸（食指、中指两指并合的横度）。补肾可配用肾俞穴（图 6－21）。

肾俞穴属足太阳膀胱经腧穴。传统中医认为，肾俞穴具有“益水壮火，滋补脑髓，明目聪耳，强健腰膝，温阳化气，利水渗湿之功”。经常按摩肾俞穴，有补肾强身的作用。在治疗方面，肾俞穴常用于治疗腰痛、阳痿、肾炎、前列腺炎、神经衰弱、遗尿、盆腔炎等病症。

肾俞穴的按摩可以用“擦法”，用两手手掌或手背着力于肾俞穴，进行上下直线来回摩擦，每次 2 分钟左右。

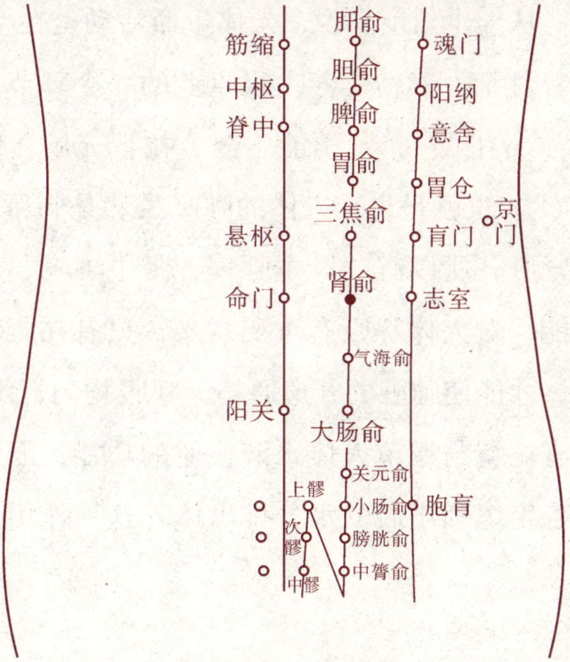


图6－21

养肾首先要减轻肾的负担。首先要节欲，少吃盐，避免进食过多的高蛋白食物，忌乱用、滥用药物。在冬季进补可以起到事半功倍的效果。在日常生活中每天做强肾法的锻炼：用双手按在后背，尽力向上抬高，然后按住脊柱两边的肌肉向下推按，一直推到尾骨为止，再用10指并拢，按住脊柱向上推回到开始的位置，再反复重复上述的动作，每次做20次。用双手拍打背后脊柱旁的两条肌肉，这是足太阳膀胱经循行的位置，沿着肌肉从上到下拍打到臀部，再从臀部沿大腿中部一直向下拍打到足跟。每天拍打5次。

## 六、点穴养骨

随着生活水平的提高，人们对“身子骨”的质量越来越关注，特别注意养生。从养生角度来说，人体生命活动是在不断消耗肾精，又在不断补充着肾精，养精是养生很重要的一个环节；祖国医学认为“肾属水，主骨生髓”，肾精能生髓、益智充脑，使骨骼坚固有力；“肾主纳气”，也就是说，人体的呼吸虽然是肺所主，但吸入之气必须下纳于肾脏，所以有“肺主呼气，肾主纳气”的说法。这种肾主纳气的功能，对人体呼吸有重要意义，只有在肾气充沛，纳气正常的情况下，才能使肺脏的气道通畅，呼吸均匀，维持生命活动。另外，肾脏还有主持与调节人体水液代谢的功能，因肾与膀胱互为表里，人体将各组织利用后的水分排出体外这一作用是由肾的气化作用来完成的。

1. 骨质疏松按摩法

肾精是人体生长发育的物质基础。如果保养不当，过于消耗，或是补充不足，就会出现“肾精耗损”，或“肾精不足”等相关的症状，如头昏、耳鸣、腰腿酸软、齿落发脱等，特别是骨质疏松症，是老年人常见疾病。骨质疏松症致病主要原因是身体缺钙，人们知道钙是人体含量最多的无机盐，绝大部分以磷酸盐的形式存在于骨骼和牙齿中。

人到老年出现骨质疏松，就要像儿童一样进行补钙，但是同样是补钙，有些人没什么起色，这就有个补钙时人体自身吸收的问题，当人体的脾胃不好时，就很难吸收外来的钙物质。中医讲究，“治病求本”，用药是从脏腑里治疗，而我们用按摩进行治病，则是在打通经络，促进循环，代替药的作用了，只要人体经络脏腑循环通畅，进行补钙就会起到事半功倍的结果。调理脾胃，能促进钙的吸收和利用，可用腹部点穴按摩法，达到补养身体，延年益寿的作用。

具体按摩方法如下（图6－22）：

（1）俯卧，施术者先在人体膀胱经背腧穴上，点揉脾俞、胃俞、肝俞、胆俞，以局部有酸胀为度。

（2）以一手拇指点揉天枢、中脘穴3～5分钟，以局部有酸胀为度。

（3）顺时针摩腹3～5分钟。

（4）最后点按足三里、上巨虚、下巨虚，两侧每穴2～3分钟，以局部有酸胀为度。

以上手法可健脾开胃，促进人体对营养物质的吸收。

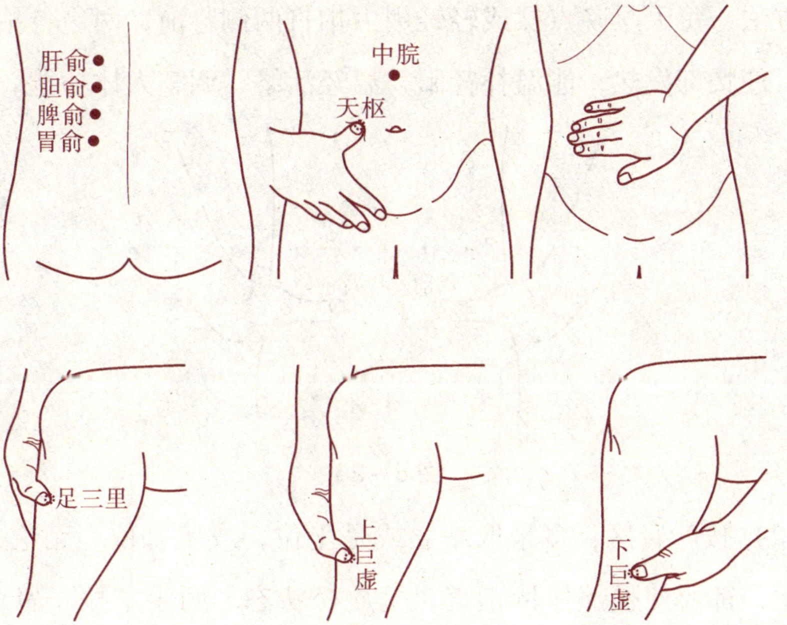


图6－22

2. 点穴“养骨”

祖国医学认为，肝藏血，主筋，如《黄帝内经》说“足受血而能步，掌受血而能握，指受血而能摄”以及“血和则……筋骨强劲”。从古代文献可知强壮筋骨，主要是通过调节肝肾的功能实现。而中医点穴“养骨”是个不错的选择，比如点揉、拍打肾俞穴，按摩肾区及与肾经相关的穴位来补益肾精、舒筋活络、濡养筋骨，或采用“补后天之脾养先天之肾”的方法，来强筋壮骨，改善体质从而益寿延年。

现介绍常用的按摩“养骨”方法如下：

（1）点揉、拍打肾俞穴：肾俞属足太阳膀胱经腧穴，位于腰部，当第2腰椎棘突下，旁开1.5寸（图6－23）。《素问·脉要精微论》“腰者，肾之府”，人体肾阳促进全身之阳，有温煦机体作用。

方法：每天早晚点揉或轻轻用力拍打两侧肾俞，两边各拍打100次，可使腰部发热，能温补肾阳、温经活络、调整人体功能。

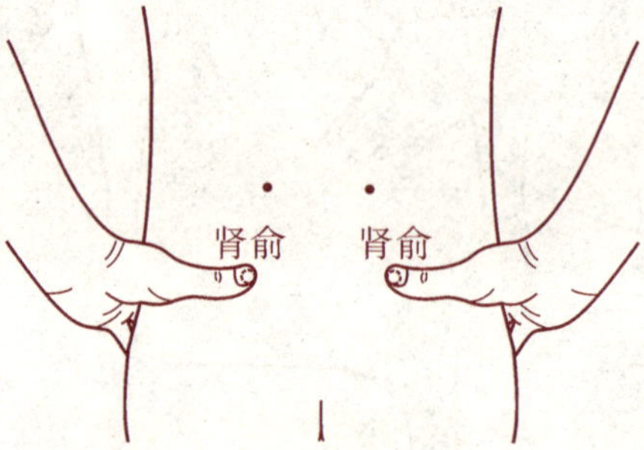


图6－23

（2）按摩肾区：多采取站立或是坐位，或俯卧位。无论采取何种体位，都要使腰部保持正直，呈放松状态。两手掌按于肾俞穴稍停片刻，然后稍用力向下做直线摩擦至尾骶部，两手一上一下轮流各摩擦20～30次，或至腰部发热为宜。若患有腰痛者，摩擦次数可逐步增加到上百次，擦至全身汗出方止（图6－24）。

（3）点揉三阴交穴：足太阴脾经穴，为足太阴、厥阴、少阴之

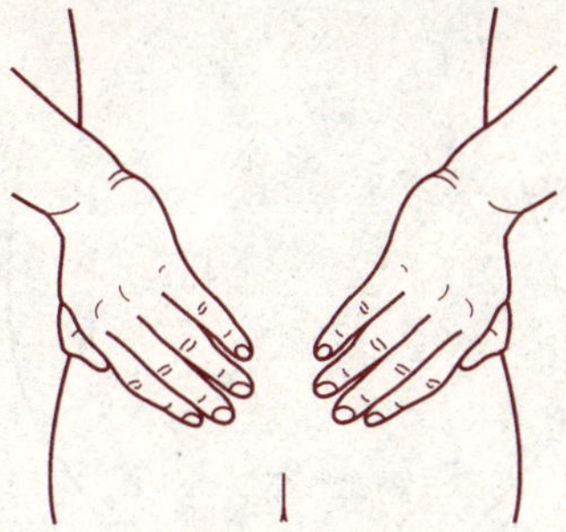

图6－24

会。功效：健脾益肾，强筋健骨（图6－25）。

方法：自我按摩时，多取坐位，右小腿置于左膝关节上方，左手握住右踝关节；右手拇指端着力，点揉右踝关节内踝尖直上3寸处的三阴交穴约1分钟，局部有酸胀感为宜；然后点揉左踝关节内踝尖直上3寸处的三阴交穴，方法、时间相同。

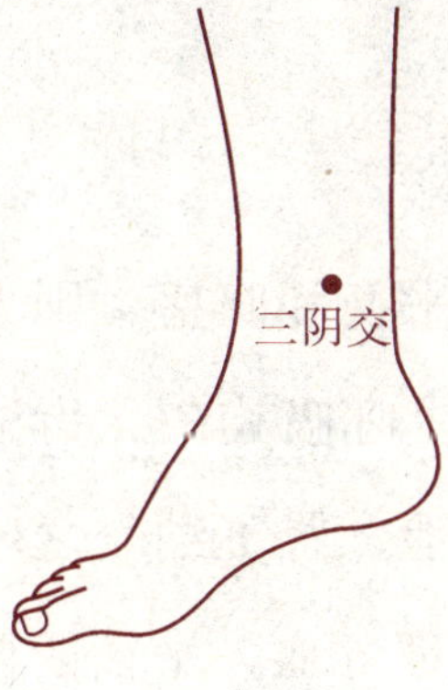


图6－25

（4）点揉悬钟穴：足少阳胆经穴，八会穴之髓会，又名绝骨。功效：平肝熄风，疏肝益肾。位置在小腿外侧，当外踝尖上3寸，腓骨前缘。点揉两侧每穴50次，局部以有酸胀为度（图6－26）。

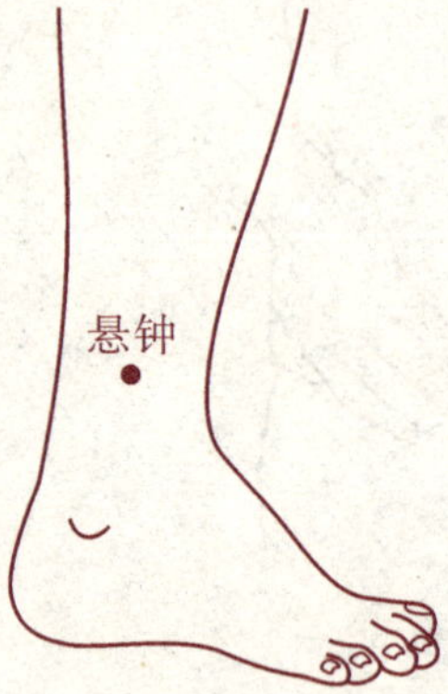


图 6 –26

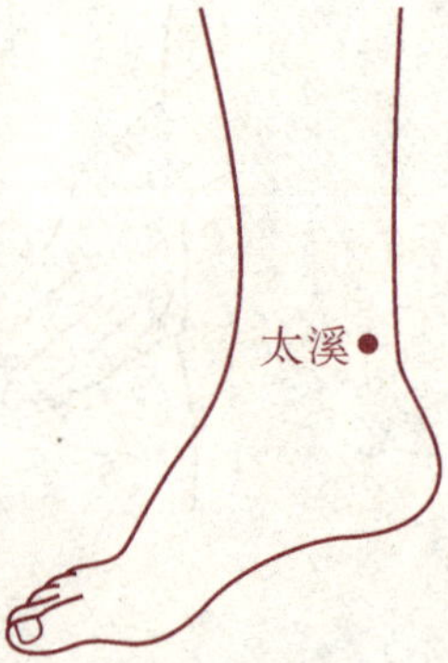


图 6 –27

（5）点揉太溪穴：足少阴肾经穴，肾经原穴，位于足内侧，内踝后方与跟腱之间的凹陷处。功用：滋阴益肾，壮阳强腰。肾为人体先天之本，激发肾经经气，调节人体功能，可从肾经的原穴太溪穴入手，肾经的原发力、原动力都在这里。两侧每穴点揉50次，局部酸胀为度（图6－27）。

3. 点穴促肾

中医认为，肾中阴阳平衡和旺盛，则人体才能正常地成长和发育，听觉灵敏，反应敏捷，呼吸均匀，齿洁发荣，否则会出现发育迟缓、头晕耳鸣、阳痿早泄、肾不纳气之喘证等。用点穴的方法通过对穴位的局部刺激来调理气血，平衡阴阳，起到补益肾气，固精聪耳的效果，以缓解上述症状。

具体操作方法如下：

（1）取穴：听宫、听会、肾俞、关元、足三里、三阴交、太溪、昆仑。

（2）操作：采用坐位或俯卧及仰卧位，点揉两侧每穴50次，每日1次，以酸胀为宜，可补肾益气，固精聪耳明目（图6－28）。

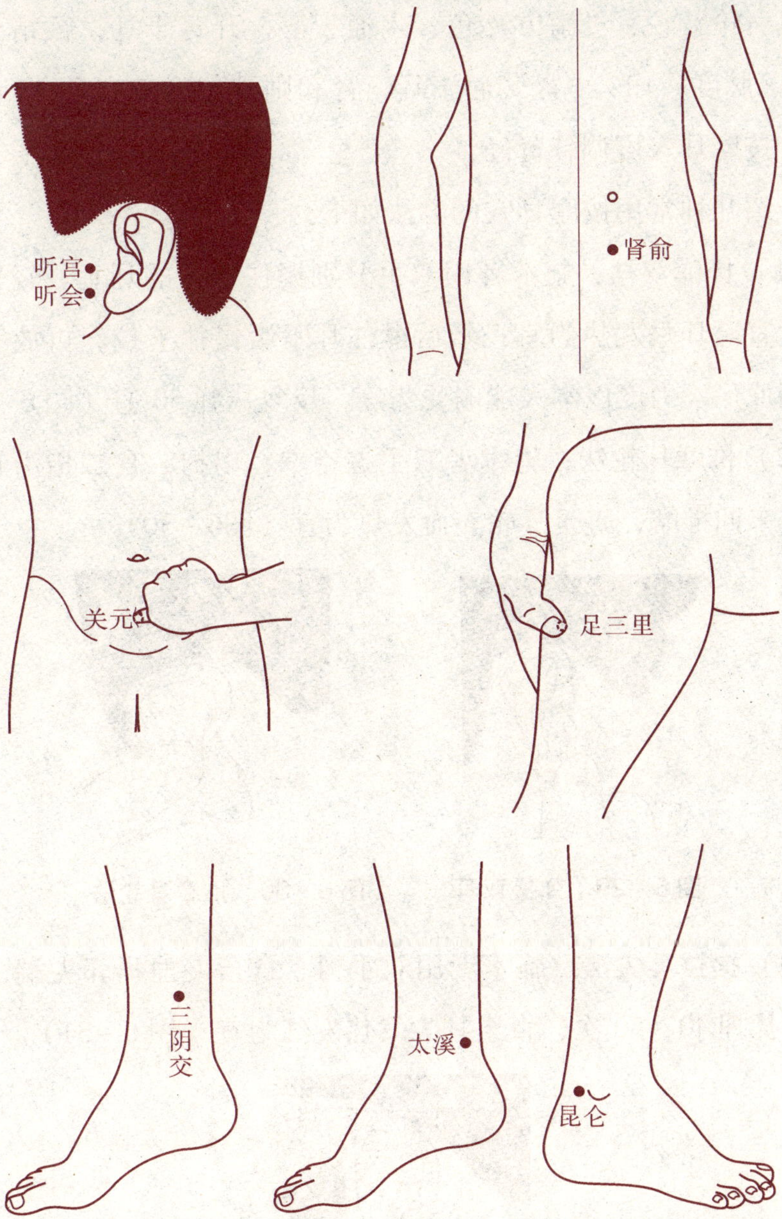


图 6－28

4. 耳穴

耳与五脏六腑的关系十分密切，是机体体表与内脏联系的重要部位。在古代文献中，有关耳与脏腑的关系论述很多。如《素问·

金匮真言论》说："南方赤色，入通于心，开窍于耳，藏精于心。"《灵枢·脉度》曰："肾气通于耳，肾和则耳能闻五音矣。"由以上可知，按摩耳穴可调补肾经。

介绍几种常用按摩耳穴的方法如下：

（1）搓弹双耳：施术者用双手分别握住双耳的耳垂。轻轻搓揉耳垂，直至耳垂发热为宜；然后揪住耳垂缓慢往下拉，再放手让耳垂弹回原形，力度以本人能耐受为度，反复搓弹50遍（图6－29）。

（2）推摩耳轮法：施术者双手握空拳，以拇、食二指沿耳轮由上往下来回推摩，直至耳轮充血发热为宜（图6－30）。

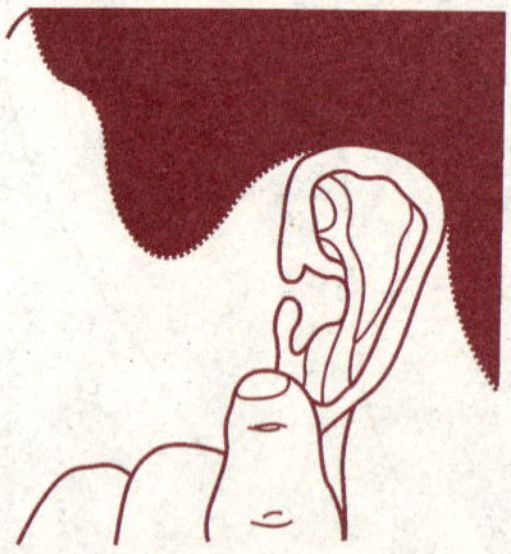

图6－29 弹搓双耳

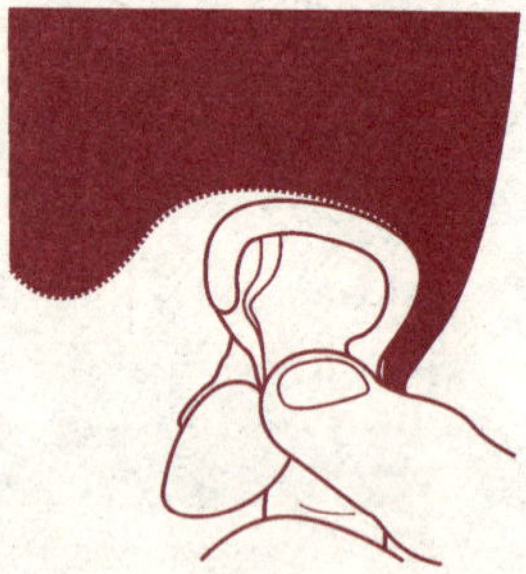

图6－30 推摩耳轮法

（3）提拉耳尖法：施术者用双手拇、食指夹捏耳郭尖端，向上提揪、揉捏40～50次，直至耳尖发热发红为宜（图6－31）。

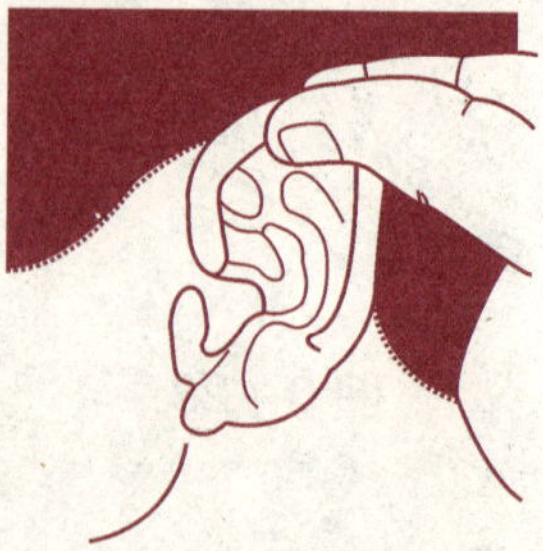

图6－31 提拉耳尖法

5. 中医点穴

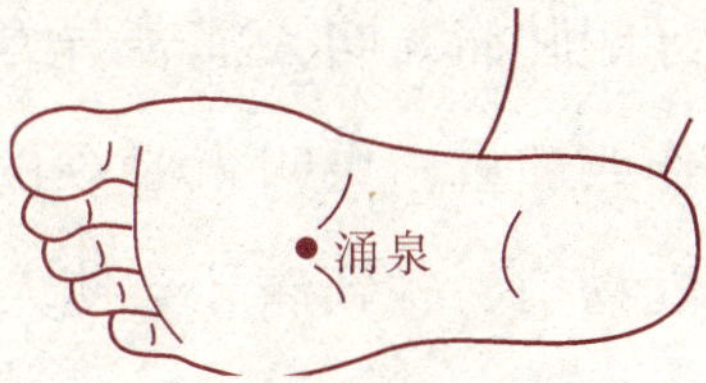

图 6－32

中医点穴，一方面能够激发骨髂吸收更多新鲜的血液和养分的功能；另一方面还能放松肌肉，缓解因为僵硬肌肉的牵拉而导致骨骼失衡，影响人体健康。最重要的是，中医点穴与其他的治疗和保健方法相比，是一种安全、不易产生任何副作用的“养骨”方法。通过点揉经络穴位，可激发经络功能改善机体；刺激穴位，可自我调节人体的气血，补充气血不足。正如《黄帝内经》所说：“肾出于涌泉，涌泉者足心也。”由此可知肾经之气犹如源泉之水，来源于足底，涌出灌溉周身四肢各处，通过点揉涌泉穴，可在人体养生、防病、治病、保健等各个方面显示出它的重要作用（图 6－32）。

从以上我们知道点穴对人体有很多好处，我建议大家在揉肾经穴位的时候，最好同时把心经穴位也点点，因为心肾相交，心肾之间存在协调平衡的关系。心在上焦，属火；肾在下焦，属水。心火下降于肾，能温暖肾水，使肾水不寒；肾水上济于心，能滋养心阴，制约心阳，使心阳不亢，达到最佳疗效。

医圣张仲景在《伤寒论》一书中说“少阴病，但欲寐也”，就是说足少阴肾经有病，就会连及心经有症状，这个人就会表现出多眠，嗜睡等。《黄帝内经》曰“肾为作强之官，伎巧出焉”，是说想要身体强壮，将体能转化为智慧，就要学会激发肾这个人体天然的能量库。

（1）牙痛点穴

常言道："牙痛不是病，疼起来真要命。"一旦患了牙病，特别是牙龈肿痛，叫人痛苦异常。每遇酸甜、辛辣、冷热等刺激时牙痛发作或加重，更叫人心烦的是，眼瞅着美味佳肴不敢轻易举筷，因为食物稍一碰到痛牙会使人痛彻心扉。

祖国医学认为，"肾主骨，齿为骨之余"，肾阴亏虚，虚火上炎，灼烁牙龈，骨髓空虚，牙失营养，致牙齿浮动而痛。针对牙痛也可以点穴治疗，有清热泻火、通络止痛之功效。

具体操作方法如下（图 6－33）。

1）俯卧位或坐位，施术者立身后或一旁，先以 3 指拿法提拿风池、肩井，每穴 2～3 分钟，以酸胀为度。

2）然后用拇指按揉法或点揉施术于颊车穴，每穴2～3 分钟，以酸胀为度。

3）并配合面部摩揉法，摩至面部微微发红为度。

4）最后点按合谷穴。

以上治疗牙痛方法，在面部治疗的过程中，手法必须固定一点，不可带有任何的摩擦、拖动动作，以防止出现红、肿等。龋齿、牙髓炎、根尖炎等疾病仍属于急性的炎症改变，推拿治疗应配合消炎药治疗，可提高临床疗效。

同时，对耳门、听会穴，可进行针刺治疗，有时会起到立竿见影的作用。

（2）养护小贴士

1）注意口腔卫生，养成平时"早晚刷牙，饭后漱口"的良好习惯。

2）发现蛀牙，及时就诊，及时治疗。

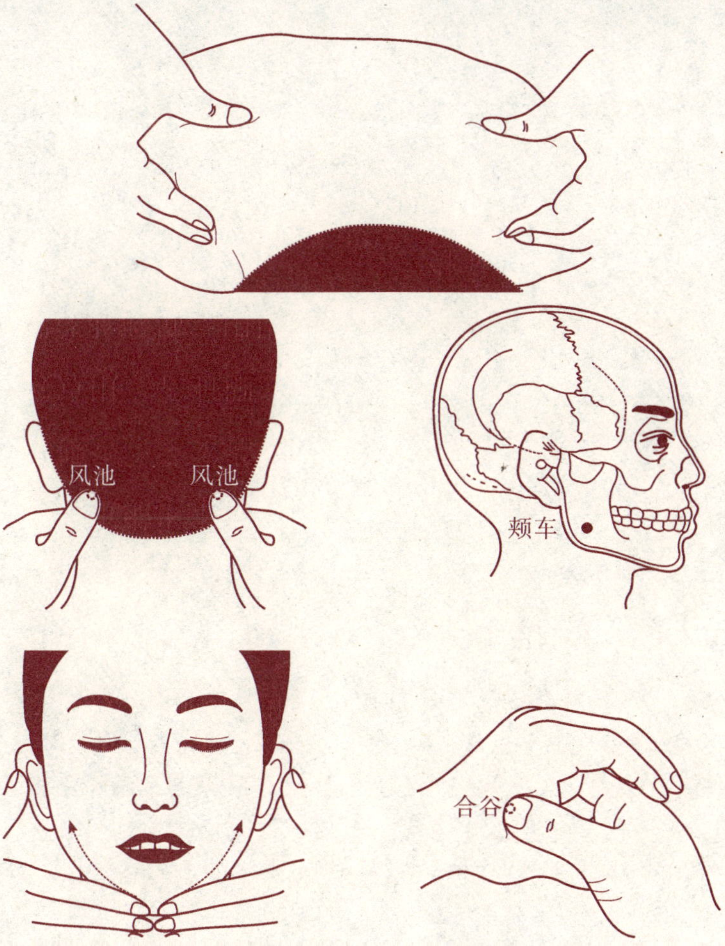


图 6－33

3）晚上睡前不宜吃糖果、饼干等淀粉之类的食物。

4）应该多吃清脾、胃、肝火的食物，如南瓜、萝卜、西瓜、芹菜等。

5）忌饮酒及吃热性上火食物。

6）脾气急躁，爱生气之人，应调畅情志，宜心胸豁达，情绪宁静。

7）保持大便通畅，避免便秘等。

8）勿吃过硬食物，少吃过酸、过冷、过热食物。